평생 시력 결정하는
눈 운동의 기적

평생 시력 결정하는 눈 운동의 기적

초 판 1쇄 2021년 07월 22일

지은이 유영희
펴낸이 류종렬

펴낸곳 미다스북스
총괄실장 명상완
책임편집 이다경
책임진행 김가영, 신은서, 임종익

등록 2001년 3월 21일 제2001-000040호
주소 서울시 마포구 양화로 133 서교타워 711호
전화 02) 322-7802~3
팩스 02) 6007-1845
블로그 http://blog.naver.com/midasbooks
전자주소 midasbooks@hanmail.net
페이스북 https://www.facebook.com/midasbooks425

© 유영희, 미다스북스 2021, *Printed in Korea*.

ISBN 978-89-6637-937-8 03510

값 15,000원

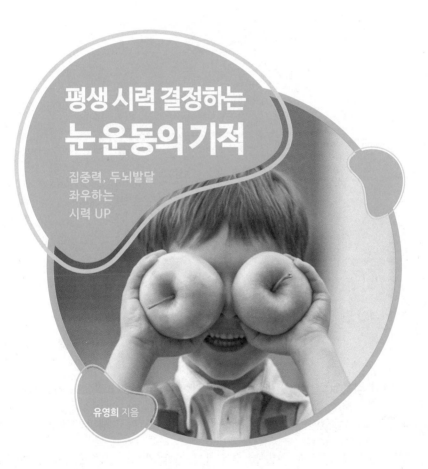

평생 시력 결정하는
눈 운동의 기적

집중력, 두뇌발달
좌우하는
시력 UP

유영희 지음

미다스북스

'평생 시력'은 성장기 때 결정된다

어린이 '눈 건강'에 관한 책을 쓴다고 하자 지인들은 내게 염려와 의문이 뒤섞인 말과 표현을 했다.

"안과 전문의도 아니면서 눈 건강에 관한 책을 쓰겠다고?" "누가 '눈'의 소중함을 모르겠어? 그냥 편하게 안경 쓰고 렌즈 끼고 생활하면 불편함 없이 지낼 수 있는데 군이 '눈 운동'까지 해야 해?"라고 말할 수도 있을 것이다. 하지만 성장기 아이들에게는 생활의 편리함이 때로는 짐이 될 수도 있음을 우리 어른들은 알아야 한다.

아이가 태어나면 성장 발달 시기에 맞춰 신생아용 흑백, 혹은 색색의 모빌을 매달아놓고 아이가 잘 볼 수 있길 바라는 마음을 가졌던 때가 있다. 정말 '눈에 넣어도 아프지 않다.'라는 말을 부모라면 모두 실감했을 것이다.

그러면 지금은 그 사랑스런 내 아이의 '눈' 건강을 위해서 우리는 어떻게 신경 써주고 있나?

요즘은 어디를 가든지 영상을 보고 있는 아이들을 많이 볼 수 있다. 아이들과 함께 식당에 온 가족은 으레 태블릿이나 스마트폰을 아이 앞에 세워놓고 영상을 보여주며 식사를 한다. 병원이나 차 안에서 학습할 때나 놀이 활동을 할 때도 마찬가지다. 언제 어디서든 영상을 보며 자라는 요즘 우리 아이들.

점점 심해지는 황사와 미세먼지, 장기간 계속되는 코로나로 인한 사회적 거리 두기와 비대면으로 인해 우리 아이들은 스마트폰과 온라인 생활에 익숙해지며 실내 활동을 주로 할 수밖에 없는 환경에서 지내고 있다. 그렇다면 이런 생활을 하는 아이들을 위해 '눈 관리는 제대로 해주고 있나요?'라고 모든 부모님에게 묻고 싶다. 무조건 영상을 보지 못하게만 한다고 해서 아이들의 눈 건강이 좋아지는 것은 아니기 때문이다.

몇 해 전 우연히 '눈 운동' VR 기기를 접하게 되면서 '눈 건강'에 관해 관심을 갖게 되었다. 생각해보니 아침에 일어남과 동시에 잠자리에 드는 그 순간까지 우리의 '눈'은 잠시도 쉴 틈이 없었다. 다리가 아프면 쉬었다가 가고, 목이 아프면 말을 줄이며 목 관리를 하는데, '눈' 관리를 하는 아이들은 볼 수 없었다. 그래도 일부에서는 각종 비타민 영양제 섭취로 아이들의 눈 관리를 하고는 있었다. 하지만 정말 눈 건강을 위해서는 눈 관리에 대한 인식이 바뀌어야 한다는 생각을 한다.

우리는 아이들의 인지적, 정서적, 사회적 발달을 위해 각 발달 시기에 맞춰서 여러 가지 교육 프로그램을 제공하고 학습을 하게 하고 있다. 그렇다면 이 무수한 정보를 우리 아이는 어디로 받아들이는가?

'사람이 오감으로 받아들이는 정보 중 시각으로 받아들이는 정보가 80% 이상을 차지한다.'라는 것을 알게 되니, 성장기 아이들의 '눈 건강'이 더욱 염려가 되었다.

특히 '눈' 발달은 만 3세부터 시작하여 만 9세경에는 성인 수준으로 발달이 되고 멈춘다는데……. 그래서 이때부터 '눈' 관련 정보와 자료들을 살펴보게 되었고, 성장기 때 미리 예방하고 관리하면 평생 좋은 시력으로 살아갈 수 있다는 것을 '눈 운동' 체험의 효과를 통해 알게 되었다. 그래서 '눈 운동' 체험단을 모집하고 그 아이들을 대상으로 오랜 기간 '눈 운동'을 하며 지켜보았다.

아이를 키우는 부모로서, 놀이교육 프로그램을 연구·개발하는 개발자의 관점으로 우리 아이들이 재미있고 쉽게 '눈 운동' 습관을 형성해 갈 수 있도록 많은 것을 알리고 싶은 마음이 크다. 비록 안과 전문의는 아니지만, 엄마의 마음으로, 현장에서 수많은 아이를 살펴보고 경험했던 교육자의 경험과 생각을 담아, 온 가족이 함께 실천할 수 있는 '눈 운동' 놀이에 관한 이야기를 이 책에 담아보았다.

1장 '자꾸만 눈 나빠지는 아이들'의 모습을 통해 우리 부모들이 '눈 건강'에 대해 올바르게 인식하고 눈 운동의 필요성을 다시 한번 인지했으면 한다. 또한, 미취학 아동의 부모들이라면 2장 '학교 가기 전 시력 체크가 필요한 이유'에서 알려 드릴 정보를 토대로 시력 체크의 필요성을 알고 미리 준비하고 살펴볼 수 있었으면 한다. 3장과 4장을 통해 눈 운동을 생활 속에서 실천하면서 '눈 운동' 습관을 길러주기를 바란다. 지금 우리 아이들 하나하나의 생활 습관들이 '눈 건강'에 영향을 미치고 있다는 것을 부모님들은 인식해야 한다. 공부 습관, 독서 습관, 태블릿 보는 습관, 게임 습관, TV 시청 습관, 놀이 습관, 취침 습관, 실내 놀이 습관 등 무심코 지나쳤던 그 행동들이 우리 아이의 눈 건강에 많은 영향을 주고 있다는 것이다. 마지막 5장을 통해서는, 성장기 아이들의 놀이와 건강 발달은 아이들에 두뇌 발달과도 상호보완적 관계로 나타나고 있음을 알고, '두뇌 발달' 따로, '눈 운동' 따로가 아닌 통합 교육 놀이로 발달해갈 수 있음을 인식하는 계기가 되었으면 한다.

이미 잘못된 뒤에 손을 써도 그 효과를 크게 볼 수 없는 것이 바로 '눈 건강'이라고 생각한다.

그래서 성장기 때 '눈 건강'에 대한 예방과 관리가 필요하다.

지금은 '눈 운동' 시대로 모든 유치원, 어린이집 그리고 초, 중, 고등학교 교육 종사자분들도 '눈 운동'을 새로운 시각으로 바라보면서, 우리 아이들을 위해서 미리미리 예방하고 관리하는 데 앞장서 주었으면 하는 바람이다.

"눈 나빠져! 떨어져서 봐!"라고 말하기보단, 이제는 생활 속에서 실천할 수 있는 '눈 운동' 습관을 놀이처럼 해보자.

눈 건강을 위해 하루 3번 '눈 마사지'를 하자!

아이들의 눈 건강을 위해 '눈 운동' 체험단을 운영할 수 있도록 지원해주고, 지켜봐주신 '모겐' 관계자분들께 이 글을 빌려 감사한 마음을 전한다. 또한 나를 믿고 '눈 운동'을 함께 했던 아이들과 부모님들, 그리고 오랜 기간 동안 함께 울고 웃으며 응원해주고 있는 '책 읽는 엄마들의 독서 클럽 힐톡 맘s'도 감사하다. 앞으로도 그녀들 마음속에 있는 '꿈'을 응원하며, 우리 아이들이 건강하고, 행복하게 잘 자랄 수 있도록 지지해주는 지혜로운 이 시대의 '신사임당'들이 되길 희망한다.

2021년 6월 유영희

목 차

2 장 | 학교 가기 전 **시력 체크가** 필요한 이유

3장 눈 운동으로 시력 UP

4장 생활 속에서 실천하는 시력 관리

5 장 눈이 좋아지면 뇌도 좋아진다

시력 UP

맑은 시력 지켜주는 어린이 눈 관리 프로젝트

1장

자꾸만
눈 나빠지는
아이들

'눈' 나쁜 아이, 이유가 있다

매년 새 학기가 시작할 때면 우리 엄마들은 마음이 분주하다. 특히 아이가 초등학교 입학을 앞둔 엄마들은 우리 아이가 더 큰 세상을 향해 한 걸음 내딛는 것에 대한 감동과 기대가 크다. 나 또한 아이 마음보다 엄마 마음이 더 설레고 긴장되었던 기억이 난다. 이 시기 엄마들 대부분은 여기저기 초등학교 교육에 관련된 정보들을 습득하고 어떤 학습을 해야 할지에 대한 '엄마 플랜'을 짜기 시작한다. 또 새로운 환경에 대한 적응과 건강 챙기기에 여념이 없다. 그런데 그 '건강 챙기기'에 아이의 눈 건강을 위한 계획을 세운 부모는 과연 몇 명이나 될까?

"몸이 천 냥이면 눈이 구백 냥"이라는 옛말이 있다. 신체 중 어느 것 하나 소중하지 않은 것이 있겠느냐마는 아이가 학교에 다니기 시작하면 '눈'이 구백 냥이라고 말하는 것을 이해할 수 있게 되는 것 같다. 몇 해 전 새 학기가 되어 새로운 친구와 담임 선생님에 대한 기대로 등교했다 돌아온 아이는 "엄마, 우리 반에 안경 쓴 친구들이 다섯 명도 더 되는 것 같아."라고 말했다. 그때 당시 우리 아이가 '눈'이 나쁘지 않았고, 나도 시력이 나쁘지 않아 아이의 말을 대수롭지 않게 생각하고 넘겨버렸다. 그리고 그때까지만 하더라도 '눈'의 중요성에 대해 깊이 깨닫지 못하고 지냈다.

유아교육 기관의 생태 오감놀이와 퍼포먼스 교육을 이끌어가고 있는 '소꿉'을 통해 '모겐'이라는 VR 기기가 있다는 것을 알게 되었다. FDA 승인을 받은 '모겐VR'은 눈 운동 기구로, 성장기 아이들이 스스로 '눈 운동'을 할 수 있도록 해주고 '시력 보호와 시력 개선'에 도움을 주기 위해 제작된 것이라고 했다.

'정말 눈(안구) 주변 근육을 운동시킨다고? 그러면 시력이 좋아질 수

있다고?'

순간 요즘 아이들의 모습이 스쳐 지나갔다. 아이들과 함께 식당에 온 가족들은 으레 태블릿이나 스마트폰을 아이 앞에 세워놓고 영상을 보여주며 식사를 한다. 나도 그랬었다. 차 안이나 병원같이 사람들이 많은 곳에서 기다리는 일이 생기면 습관적으로 스마트폰을, 태블릿을 아이 앞에 세워놓았다. 그렇게 영상을 보는 것이 나쁘다는 것은 아니다. 다만 그 후에 우리 아이들 '눈' 관리를 해주고 있는지. 나를 비롯해 엄마들 대부분은 '눈'에 대한 정보를 그다지 많이 가지고 있지 못하다. 단지 '잘 보인다', '잘 보이지 않는다'라는 단순한 기준으로 우리 아이의 '눈'이 좋고 나쁨을 평가하는 정도이다.

'요즘 사회적인 추세로, 우리 아이들 시력은 왜 자꾸 떨어지는 것일까?' 생각해본다. 그 원인 중 첫 번째는 환경적인 요인으로 인한 황사와 미세먼지를 들 수 있다. 황사와 미세먼지가 점점 심해지니 그날그날 일기예보를 통해 미세먼지 농도를 체크하는 것이 일상이 되어버렸다. 현실이 이렇다 보니 외출은 되도록 피하게 되고 밖에서 노는 것은 점점 줄어들고, 실내 놀이가 많아졌다.

최근에는 장기간 지속이 되는 코로나바이러스 사태로 인한 비대면과 사회적 거리 두기 일상 탓에, 아이들은 온라인 수업을 하게 되어 태블릿과 컴퓨터 영상을 연속해 시청해야 한다. 그리고 게임이나 유튜브, TV를 보거나 독서를 하며, 일명 '집콕' 놀이로 시간을 보내기 일쑤다. 장시간 한곳만을 집중해서 보는 습관은 눈에 제일 안 좋은 거라는데, 요즘 우리 아이들이 밖에서 뛰노는 시간보다 실내에서 이렇게 지내는 시간이 더 늘어난 건 사실이다.

1970년대 우리나라 초등학생 중 근시인 비율은 8%~15%였으나 1980년대 23%, 1990년대 38%, 2000년대 46.2% 등 빠르게 높아지고 있다는 '대한안과학회'의 보고가 기재된 기사가 있었다. 또한 미국매체인 〈뉴욕 포스트(New York Post)〉에 따르면 최근 시력 검사에서 기존 6%였던 근시 비율은 코로나19 이후 약 22% 급증한 것으로 나타났으며, 코로나19이후 최근 6개월 이내 초, 중, 고등학생들의 근시 비율이 크게 증가했다고 한다. 미국 아이들의 현 모습을 나타내주는 이야기이다.

얼마 전 세계보건기구(WHO)는 "2050년까지 세계 인구의 절반이 근시가 될 것으로 추정한다."라는 견해를 밝히기도 했다. 이런 견해가 나오기까지는 여러 가지 이유가 있겠지만, 세계적으로 아이들의 시력이 예전에 비해 여러 가지 생활 환경 요인으로 인해 점점 떨어지고 있다는 것을 주목한 듯하다.

성장기에 시력이 떨어지는 두 번째 이유를 살펴보면 아이들이 성장기때 부쩍 크기 때문이다. 아이들이 성장기 때 크는 게 당연하겠지만, 성장기 때에는 많은 에너지가 성장하는 쪽으로 소모되면서 눈까지 영양 에너지가 못 미칠 수도 있기 때문이다. 그러면서 교우 관계나 학습에서 오는 피로가 쌓이고 이에 따른 스트레스로 시력이 나빠지는 원인이 되는 것이다.

얼마 전 초등 1학년이 된 A군의 시력이 불과 3~4개월 만에 0.8~0.9 정도에서 0.3~0.4로 확 떨어졌다고 아이 엄마가 속상해하는 것을 보았다. 초등학교 입학하면서 새로운 환경에 적응하느라 힘들었을 것이다. 그리고 유치원 때 다니지 않았던 영어 학원도 다니게 되었다. A군은 입학 당시 또래 아이들 수준의 키였는데, 초등학교 입학 후 2~3개월 만에 부쩍 키가 자라서 A군 엄마는 좋아했었다. 그런데 키는 자라났지만, 시력은 떨어진 것이다. 이럴 때 학자나 전문의는 눈의 구조적인 면을 이야기하면서, '성장할수록 눈의 크기도 같이 커지면서 원래 굴절 이상이 있었는데 모르고 있다가, 아이가 성장하면서 눈의 크기도 커지면서 굴절 이상이 더 심해졌을 거다.'라고 말할 것이다.

이후 A군 엄마는 한동안 고민을 하다가 더 나빠지기 전에 안경이나 드림렌즈를 착용하라는 권유를 받았고, 며칠 동안 생각하다 결국 드림렌즈를 선택하고, 한동안 굉장히 속상해 했다.

눈이 나빠지는 세 번째 이유는 아이들 간식으로 시중에 너무 '단' 음식류가 많고, 아이들이 자주 먹게 된다는 것이다. 이혁재 한의학 박사는 저서 『습관만 잡아도 시력이 좋아진다』에서 "아이들의 시력이 좋아지려면 우선 단맛을 내는 음식들을 멀리해야 한다."라고 말하고 있다.

우리 아이가 좋아하는 간식과 음식 종류를 생각해보자. 어떤 종류의 간식을 좋아하는가? 청량음료와 탄산음료, 아이스크림, 사탕, 초콜릿, 젤리 등 단 음식의 간식들을 많이 섭취하는 것이 사실이다. 이런 음식을 먹을 때 우리 엄마들은 '충치'가 생길 거라는 걱정을 앞서 하게 된다.

이런 음식들이 성장기 아이들 몸속의 칼슘을 파괴한다는 생각까지는 미처 못 할 것이다. 그리고 칼슘은 뼈 건강뿐 아니라 '눈' 건강을 유지하는 데 꼭 필요한 성분이라는 사실도 대개는 모르고 지나간다. 단 음식을 못 먹게 할 수 없다면 사후 벌어질 일들까지 미리 생각해서 관리하고 지켜주는 것도 부모의 역할이다.

마지막으로 아이가 눈이 나빠지는 결정적인 이유 중 하나는 부모의 잘못된 생활 습관과 시력 관리에 대한 이해 부족과 무관심이다. 부모가 크게 시력에 불편함이 없으면 아이 시력에 크게 신경 쓰지 않는 것이 대부분이다. 아이 시력에 관심이 있는 부모는 최소 6개월에 1회씩은 시력 측정을 해본다.

하지만 아이 시력에 별로 관심이 없으면 아이가 "눈이 잘 안 보여."라고 말할 때가 되어야 비로소 시력 측정을 하러 안과나 안경점을 찾게 된다는 것이다. 그럼 이때는 이미 대부분 눈이 나빠진 경우라고 생각해야 한다.

부모의 스타일로 인테리어 효과를 내기 위한 어두운 실내 조명, 누워서 혹은 엎드려 책을 보기, 과도한 스마트폰 사용 등은 우리 아이들을 악영향에 그대로 노출시킨다.

"아이는 부모의 뒷모습을 보고 자란다."라는 말이 있다. 부모의 잘못된 습관은 늘 함께 생활하는 아이들에게 그대로 나쁜 영향을 준다는 것이다.

우리가 어렸을 때만 해도 공부 잘하는 아이들이 안경을 쓰고 다닌다는 인식이 있었다. 그리고 그 모습이 멋스러워 보였다. 안경이 쓰고 싶어 일부러 엄마에게 안 보인다고 철없이 행동도 하며, 길거리 상점에서 패션 안경을 사서 쓰고 다니기도 했었다. 안경의 불편함을 몰랐던 철없던 행동이었다. '안경'은 편리함과 도움을 주는 신문명 물건 중 하나다. 하지만 아이들에게 안경은 사실 불편함을 많이 주는 도구다.

운동하는 아이들에게는 특히나 더 불편하고 활동의 자유를 제한하는 도구다. 그래서 꼭 운동용 스포츠 안경을 착용하고 운동한다. 날씨가 선선할 때는 불편함을 감수할 수 있겠지만 한여름 같은 경우 땀으로 범벅이 되니 얼마나 불편한지는 당사자만 알 것이다.

그리고 시력이 나쁜 아이들은 친구들 간에 놀림의 대상이 될 수도 있다. 성장기 아이의 외형적 모습에 영향을 줄 수 있는 여러 가지 불편한 요소들이 많다. 필자의 아들과 같은 반 여자 친구는 어느 날부터 안경을 쓰기 시작했다. 그 아이를 볼 때마다 참 많이 안타까운 생각이 들었다. 그 친구는 눈이 참 예쁜 아이였다. 그런데 안경을 쓰면서부터 눈 주변으로 다크서클도 생기고 콧등 주변도 아프다고 했다.

시력이 나쁜 사람들은 안다. 시력이 나쁨으로 인해서 겪게 되는 불편함을. 눈이 나쁘면 안경을 쓰고 렌즈를 착용하고, 더 나빠지면 도수를 높여 다시 제작하여 착용하고. 수술까지도 하고……. 악순환이 반복된다. 아이들의 키 성장과 학습에 관심을 두고 관리해주는 것처럼. '눈'에도 우리 어른들이 조금만 관심을 보여, 미리 관리해주고, 살펴준다면 평생 좋은 '눈 건강'을 유지할 수 있다. 눈 건강을 지키는 일은 아무리 강조해도 지나침이 없다. 눈은 한번 그 건강을 잃으면 회복하기가 매우 어렵기에 취학 전 좋은 생활 습관을 들여야 한다.

이 세상 모든 아이가 건강한 '눈'을 유지하고 불편함 없이 생활하면서 잘 성장해주기를 바라는 마음이 크다.

'랜선'에 익숙한 아이들, 시력은 괜찮을까?

새 학기가 되면 학교에서는 학부모 공개수업을 한다. 공개수업이 있는 날이면 아침부터 마음이 분주해진다. 부모가 되어서도 학교에 가는 일은 아직도 조심스럽다. 그러나 이번 학부모 공개수업은 '줌'으로 실시하기 때문에 조금 여유로웠다.

화면으로 본 교실 풍경은 예전과는 달랐다. 모두 투명한 가림막 안에서 마스크를 착용하고 앉아 있었다. 아이들은 선생님께서 준비하신 프레

젠테이션 영상 화면을 보면서 수업을 했다. 같은 반 학부모의 얼굴이 궁금해, 줌 화면으로 어떤 부모가 접속했는지 화면을 '쓰윽' 들러보면서 수업을 지켜보았다. 담임 선생님께서는 줌을 통해 참관하고 있을 학부형들을 위해 촬영하는 것까지 신경써야 하는 상황이라 대면 공개수업 때보다도 더 분주하게 교실을 다니며 바쁘시다. 이렇게 장기화된 거리 두기 생활로 우리는 자연스럽게 '랜선' 생활에 익숙해지고 있다. 학습도, 여행도, 취미 생활도. 문화 생활까지도 '슬기로운 랜선 생활'이라는 말이 일상이 된 듯하다.

얼마 전 서울시교육청 사이트에 '온라인 수업을 준비하는 건강 관리법 3가지'라는 게시글이 기재되었다.

'첫째, 온라인 수업 쉬는 시간마다 멀리 보는 습관을 들여 주세요.'
'둘째, 눈을 자주 깜박여 주세요.'
'셋째, 햇빛을 받으세요.'

글을 읽으면서 온라인 수업으로 인해 교육청에서도 우리 아이들의 '눈 건강'에 관해 염려하고 있음을 느낄 수 있었다. 장시간 전자기기 사용으로 인한 근시 악화를 예방하기 위해서 먼 곳을 바라보고, 햇볕을 쬐며, 안구건조증을 예방하자는 말이다.

우리는 알고 있다. 장시간 전자기기 사용이 아이들의 시력에 어떤 영향을 주는지를.

"엄마, 눈이 간지러워요."

온라인 수업을 마친 아이가 거실로 나오면서 눈을 비비며 보아달라고 했다. 오른쪽 눈에 핏대 어린 충혈이 생겼다.

"어머, 왜 이래? 아까는 안 그랬잖아."
"눈 비볐어? 비비면 어떻게 해!"

아이한테 괜한 신경질을 부리며 말했었다. 아이는 눈이 뻑뻑해 간지러 웠을 테고, 무의식적으로 비볐을 텐데……. 시간을 보니 점심시간이어서 바로 안과에 갈 수 없었다. 점심시간이 끝나기를 기다렸다 가야 하는 상황이었다. 우선 눈에 온찜질을 해주었다.

'모겐아이' 프로그램을 개발하기 위해 여러 책과 자료를 통해서 알게 된 것 중, 눈 주변을 따뜻하게 하면 좋다는 것이 생각나 미지근한 물수건을 아이 눈에 살며시 올려주었다. 그리고 눈 주변과 얼굴, 어깨, 목을 쓸어주듯 마사지를 해주었다. 어릴 적 배 아프면 우리 엄마들이 말씀해주셨던 그 말을 내 아이에게도 말하면서. '엄마 손은 약손!'

점심을 먹고 아이를 데리고 병원에 가려고 보니, 충혈되었던 눈은 많이 사그라졌다. 이럴 때 난감하다. 병원을 가야 할지, 말아야 할지.

"엄마, 이제 괜찮아져서 병원에 안 가도 될 것 같아요."
"진짜 괜찮아? 가봐야 하지 않을까? 또 그러면 어떻게 하지?"

아이의 눈을 보니 오전보단 훨씬 좋아졌다. 핏대 어린 충혈 끼도 사그라졌다. 며칠 지켜보고 병원에 가야 할 것으로 생각했다. 나이는 많아도 아이 키우는 것은 여전히 서툴다. 조금만 아파도 당장 병원부터 가야 한다고 생각하게 되고 괜한 걱정을 먼저 한다. 아이보다 내가 더 수선을 떨 때가 있다. 그날 저녁에는 눈 전용 황토 볼 찜질 주머니를 따뜻하게 데워서 아이 눈 위에 살며시 올려주고 눈 마사지를 해주었다.

'엄마 손은 약손'

주문을 외우는 것 마냥 '엄마 손은 약손'을 중얼거리며 아이의 머리와 얼굴, 목, 어깨와 팔을 문질러주며 마사지를 해주었다. 플래시보 효과일까? 아이는 편안해진다고 한다. 느낌이 좋았나 보다. 어렸을 때는 자주 안아주고 쓰다듬어주고, 만져주었는데 고학년이 되면서 또 아들이다 보니 엄마 손이 덜 갈 때가 있다. 이날은 '약손인 엄마 손'이 좋았는지 가만히 마사지를 받고 있었다. 며칠을 이렇게 신경 써 마사지도 하고 집 안도 건조하지 않게 신경 써주었더니…… 뻑뻑함을 느끼며 간지럽다고 하던 것도 사라졌다. 온라인 수업 때도 수시로 눈동자를 움직이고, 깜박여주라 하면서, 자세도 바르게 앉도록 잔소리 아닌 잔소리를 했다.

'이러다 눈이 나빠질까 걱정이야.'
'눈에 좋은 영양제 뭐 먹이고 있어?'

요즘 옆에서 온라인 수업을 지켜보는 부모들은 하나 같이 같은 염려를 한다. 부모로서 아이의 '눈 건강'에 신경 쓰지 않는 부모는 없을 거다. 그러나 '눈 건강'을 위해서 우리 부모들이 할 수 있는 것은 한정되어 있는 것 같다. '눈'에 관련된 지식도 다른 건강 정보에 비하면 부족하고 실행 습관도 되어 있지 않다. 일부는 고가의 눈 마사지 기기나 온열기를 사서 이용한다고 하는데 이런 도구들도 사용하기에는 비용이나 구매처 등이 한정되다 보니, 선택의 폭이 좁다.

2019년 10월 〈주간조선〉 과학 칼럼니스트 김형자 칼럼을 보면 WHO 가 역사상 처음으로 '전 세계의 시력 현황 보고서'를 발표했는데, 그 보 고서에 따르면 "한국과 중국, 일본과 같은 고소득 국가에서는 근시 인구 가 53.4%나 돼 심각성을 더했는데, 그중에서도 한국 청소년의 근시 문제 가 가장 심각한 것으로 나타났다. 한때(2018년) 세계 근시 1위를 차지했 던 중국은 대도시 거주 청소년 중 약 67%가 근시인 데 비해, 한국의 대 도시 청소년은 약 97%가 근시를 겪고 있다고 WHO는 추정하고 있다." 라고 하였다. 이후 중국 정부는 2030년까지 "청소년 근시율을 2018년보 다 11.5% 낮추겠다는 목표를 정했다"고 한다. 이 보고서가 주는 시사점은 WHO가 역사상 처음으로 '전 세계의 시력 현황 보고서'를 보고했다는 것 으로, 그 만큼 전 세계적으로 눈 건강에 대한 염려가 있다는 것이다.

슬기로운 '랜선' 생활을 하며 살아가고 있는 요즘, 우리 아이 시력, 정말 괜찮을까?

　　그냥 이대로 걱정하고 염려만 해서는 안 될 문제이다. 중국도 정부가 나서서 청소년 '눈 건강' 챙기기를 실행하고 있다. 우리나라 서울시교육청에서도 온라인 학습으로 인한 '시력 저하'를 염려하여 '눈 건강' 챙기기를 하고 있다. 이제는 정말로 '눈 운동'을 본격적으로 실천해야 할 때이다. 한때 온 국민이 따라 했었다는 '국민체조'처럼 지금부터는 온 국민이 '눈 운동'을 실천해야 한다. 그러기 위해서는 가정에서 먼저 '눈 운동'에 관심을 보여 생활 속에서 실천해야 하는데 사실 '눈 운동' 자체가 아직은 생소하기만 하다.

　　"눈도 근육이 있다고요?"

　　독서 모임을 하는 아이들에게 '모겐아이' 활동 중 안구를 잡아주는 근육 운동에 관한 이야기를 들려주었더니 처음에는 깜짝 놀란다. 아이들도 '눈' 근육 이야기는 처음 듣는 것이라고 한다.

　　우리 아이들은 어려서부터 책을 통해 신체 일부에 대한 기능 역할에 대해서 웬만한 상식 수준에 버금갈 만큼 잘 알고 있다. 그러나 아이들이 알고 있는 '눈' 관련 상식 수준이 다른 건강 정보 습득 수준에 비해 낮은 편이다. 용어도 어렵고 엄마가 관심이 있는 분야가 아니다. 엄마들에게 낯선 것은 아이에게도 낯설게 느껴지는 게 당연하다.

'랜선'에 익숙한 우리 아이들 시력. 정말 이대로 괜찮을까?

지금이야말로 '눈 운동' 습관을 들여가야 할 때다. '눈 운동'으로 슬기로운 '랜선' 생활을 건강하게 해야 한다. 특히 취학 전 만 3세부터 만 9세 사이에 평생 시력이 만들어진다고 하니 더욱 슬기로운 '랜선' 생활을 할 수 있도록 우리 부모들이 관심을 두고 '눈 운동'이 습관이 되도록 옆에서 신경 써줘야 한다.

눈을 자주 비비는 아이들

"왜 손도 안 씻고 자꾸 눈을 비비니? 비비지 마!"

"엄마, 자꾸 간지러워."

"그래도 참아, 자꾸 비비면 눈 빨개진다. 비비지 마! 또 그러네, 비비지 말라니까."

종종 아이에게 이렇게 말했던 적이 있다. 아이가 왜 눈을 비비는지 그 이유와 원인을 알아보기도 전에 그냥 눈이 빨개진다는 이유로, 손이 더

럽다는 이유로 무조건 못 하게만 했다.

눈 비비는 것을 하지 못하게 하는 진짜 이유는, 아이의 각막(홍채와 동공을 보호하는 투명한 막)은 아직 약하기 때문에 눈을 비비게 되면 한쪽으로 쏠려 난시를 일으킬 수도 있기 때문이다. 또 눈을 비비지 못하게 하는 또 다른 이유로는 눈 깜박임이 줄어들면 안구가 건조해진다는 사실을 들 수 있다. 그러면 안구건조증이 심해지면서 만성 결막염으로 이어질 수도 있다고 안과 전문의들은 말한다.

그렇다면 요즘 부쩍 아이들이 눈을 비비는 이유가 무엇일까?
우리는 눈이 침침하거나 피곤할 때 눈을 습관적으로 비비게 된다. 또는 미세먼지나 꽃가루 등 알레르기에 따른 질환으로 간지러워 습관적으로 비비기도 한다. 그리고 시력이 나빠지면 눈을 자주 비비는 현상도 나타난다.

요즘 우리 아이들의 교육을 살펴보면, 돌이 채 지나기도 전에 여러 가지 미디어 놀이 학습이 주를 이루고 있다. 미취학 아이들에게는 태블릿과 컴퓨터를 이용한 온라인 놀이 학습은 빠질 수 없는 교육 수단이 되었다.

이렇게 우리 아이들은 수시로 수업을 위해 모니터를 장시간 응시하게 된다. 독서를 할 때도 글씨에 집중하며 책 안의 좁은 공간에서만 눈동자를 움직이게 된다. 그러다 보니 자연스레 눈을 깜박이는 횟수도 줄어 쉽게 건조해진다. 피부가 건조해지면 간지러운 것처럼, 눈이 건조해지고 피곤해졌다고 눈이 표현하는 것이다. 그리고 그 표현을 느껴서 아이들은 손으로 비비는 것이다.

"선생님, 안경을 쓰면 눈이 뻑뻑해진 것 같아 꼭 눈을 비비게 돼요."
"왜?"
"저도 모르겠어요. 한참 동안 비벼야 시원한 것 같아요. 그런데 비빌 때만 시원하고 또 뻑뻑해져요."

안경을 써본 아이들은 이 말에 공감할 것이다. 아무래도 성장기 아이에게 '안경'은 잘 안 보였던 불편함을 해소해주는 동시에 일상생활에서 불편함을 주는 도구인 것은 틀림없다. 안경을 써본 사람이라면 공감할 것이다.

안경을 착용한 그 주변을 마사지하다 보면 아프다거나 시원하다고 말

하는 경우가 있다. '모겐아이' 눈 운동을 하던 친구 중 B양은 눈 마사지를
할 때마다 이렇게 말했다.

"눈 주변에서 귀까지 마사지 해주니까 아프면서도 시원해요."

이 말을 들으니 웃음이 나왔다.

"B야, 네가 시원한 걸 알아?"
"네. 아픈데 좋은 것 같아요. 이런 느낌이 시원한 거 아니에요?"
"콧등이랑 귀 주변을 이렇게 눌러주고 쓸어주면 시원하고 좋아요."

'모겐아이' 눈 운동을 했던 B는 지금 초등 5학년이 되었다. B양 경우도
초등학교 3학년 시절 시력 검사를 통해 눈이 나빠진 사실을 알고 안경
을 쓰기 시작했다. 시력이 계속 떨어져 안경 벗고 잰 시력이 0.1~2가 되
어버렸다. B는 '눈 운동'을 하면서 훨씬 눈 비비는 횟수도 줄었고, 시력도
더는 떨어지지 않고 유지하고 있는 친구였다.

'눈 운동'을 하기 전에는 안경을 벗고 나면 꼭 눈을 심하다 싶을 정도로

비벼댔다. 그러나 눈 운동, 눈 마사지, 눈 깜박이기를 꾸준하게 하면서부터는 훨씬 눈 감기가 수월해졌고, 눈을 비비는 횟수도 줄었다고 한다.

B 양이 다른 지역으로 이사하면서 더는 눈 운동을 못하게 되어서 무척 안타까웠다. 아직까지는 '눈 운동'이라는 것이 생소하고 하는 곳이 없기 때문이다. 그러던 중 어느 날, B 양 엄마로부터 전화가 걸려왔다.

"언니, 잘 지내고 계세요?"
"응. B양 엄마, 오랜만이네. 이사 간 곳은 어때? 잘 지내?"

나는 반가운 마음에 이런저런 안부를 물었다.

"언니, 제가 이사온 곳에 눈 운동 할 수 있는 곳이 있나요? 눈 운동을 할 때는 솔직히 잘 몰랐는데, 이사 오고 한 5개월 눈 운동을 하지 못했잖아요. 어제 검진 날이라 시력을 측정하고 왔는데 시력이 3단계가 떨어졌어요. 눈 운동 할 때는 이렇게까지 떨어지지 않고 유지했었거든요."
"집에서 꾸준하게 눈 마사지 해줬는데도 그래요?"
"처음에는 신경 써서 한다고 했다가……. 자꾸 저도 잊어서 말을 안 하게 되더라고요. 아이도 혼자 잘 하다 내가 신경 안 쓰니……. 이제야 알았어요. 진짜 '눈 운동'이 효과가 있었다는 걸요. 그리고 언니! 지금 하고 계신 그 일(눈 운동) 자긍심을 갖고 하세요. 그동안 감사했고, 앞으로도 파이팅! 하시라는 말 꼭 전하고 싶어 전화했어요."

코끝이 찡하고 울컥했다. 내 진정성을 알아주는 사람이 있고 눈 운동의 효과와 절실함을 알아주는 사람이 있다는 것에 감사했고 보람을 느꼈다.

눈 운동은 일반 트레이닝 운동처럼 근육이 외관상 보이는 것도 아니고……. 이런 응원의 전화를 받으니 힘이 났다. 내 확신이 틀리지 않았다는 것이 증명된 것만 같아 기뻤다. B양이 다른 지역에서 이곳까지 올 수 없는 상황이 안타깝기만 했다.

그리고 그 전화통화를 통해 '눈 운동'에 더욱 관심을 두게 되었다. 또한, '눈 운동'을 모든 아이가 쉽게 할 방법들을 생각하게 되었고, '전국 어디서나 아이들이 편안하게 눈 운동 할 수 있는 곳과 사람들에게 눈 운동에 대한 인식이 필요하다'라는 사실을 더욱 실감하는 계기도 되었다.

우리는 눈이 피로해지면 자연스럽게 눈을 비비게 된다. 충혈되면 안약을 넣는다. 동물과 인간은 자연치유 능력이 어느 정도 있다고 한다. 외과적인 문제가 아니고는 일상생활에서는 아픈 곳이 어딘지 그 원인이 무엇인지를 알고 대처해주고, 개선되도록 습관을 고치며 완화한다. 하지만 무조건 안약을 사용하면 스스로 치료할 수 있는 능력은 점점 사라지게 된다고 한다. 특히 아이가 자주 비벼서 눈이 충혈된다고 해서 그때마다 안약을 넣어주는 것은 바람직하지 않은 일이다.

이럴 땐 평상시 눈을 자주 깜박여주는 습관을 길러주면 좋다. 눈 깜박임은 눈물샘을 자극하여 눈동자를 부드럽게 하면서, 미세한 눈 근육 운동을 통해 초점을 조절하는 데 도움이 된다고 한다. 그리고 눈에 나쁜 영향을 주는 것들로부터 보호하고, 해독하여 눈의 기능을 정상적으로 되돌리는 작용을 한다.

그래서 눈을 보호하기 위해서, 눈 기능을 향상하기 위해서라도 의식적으로 깜박여야 한다. 하지만 우리 아이들은 이런 것을 잘 모르고 있기에 지나친다. 그리고 눈 깜박임을 할 수 있는 환경이나 학습 요건이 갖춰져 있지도 않다. 그렇다면 누군가 옆에서 의식적으로라도 눈을 비비지 말고, 눈 깜박임을 수시로 할 수 있도록 도와주어야 하는데, 엄마들 대다수가 이런 눈 관련 정보를 그냥 지나치고 있기에 실천할 수가 없는 것이다.

눈을 자주 비비는 아이들은 분명 이유가 있다. 시력이 떨어지는 아이들도 분명 이유가 있다. 아이들도 어른들과 똑같이 눈을 사용한다. 아이라고 해서 덜 보고 덜 깜박이는 것은 아니다. 어쩜 아이들이 어른들보다 더 쉴 틈 없이 눈 사용을 많이 하는지도 모르겠다.

아이들도 눈이 피로함으로 누적되고 건조해진다. 눈 비비는 아이가 있다면 안약에 의존하지 말고 꼭 원인을 찾아 개선해주어야 한다. 그렇다면 분명 우리 아이의 눈을 건강하게 유지할 수 있을 것이다. 그래서 더욱 부모가 신경써, 우리 아이의 시력을 관리하고 지켜줘야 한다.

시력을 망치는 부모님의 습관

시력이 나빠서 안경 쓴 아이의 모습을 지켜보는 건, 부모로서 참 속상한 일이 아닐 수 없다. 그런데 일부 부모들은 이렇게 말하곤 한다.

"우리 부부는 둘 다 눈이 나빠서 우리 아이도 눈이 나빠요."

이 말은 아이가 눈이 나쁜 것을 유전으로 받아들이고 선천적으로 나쁘게 태어났다고 말하는 것과 같다. 그러나 유전적 요인으로 눈이 나빠지는 비율은 5% 미만에 불과하다고 한다. 엄마, 아빠가 생활하면서 알게 모르게 행동한 잘못된 습관들이 아이의 시력을 망치는 것을 부모들은 잘 모르고 있는 것 같다.

"언니, 우리 C가 안경 맞추는 날 엄청 울었어요. 너무 속상하더라구요. 한번 안경 쓰면 계속 눈이 나빠지는데. 나도 초등학교 5학년 때부터 안경을 써서 엄청 불편했어요. 음식 먹을 때도 그렇고 추운 날도 그렇고, 그런데 남자애들은 운동도 하고 많이 뛰어 다니는데……."

아들이 안경 쓰는 것을 무척 속상해하며 걱정했던 C군 엄마가 생각난다.

"아이가 시력이 떨어지면 꼭 안경을 써야 할까요?"라는 말을 듣는다면 어떻게 할까? 나도 예전 같았으면 당연히 "네, 안경 써야죠."라고 대답했을 거다.

우리 엄마들은 여러 건강 정보 중 '눈' 건강에 대해서는 모르는 게 많고 관련 지식이 부족하다. 엄마들 대부분은 '왜 눈이 나빠졌는지'를 생각하기보다는 C군 엄마처럼 무척 속상해하고 안타까워만 한다.

"어머, 애가 언제 이렇게 시력이 나빠졌지? 얼마 전만 해도 1.0이었는데."

초등 2학년이 된 D군의 시력이 0.3~0.4로 측정되었다. D군은 2학년이 되면서 영어 학원과 주산 학원에 다니고 있다.

"갑작스럽게 키가 크면서 성장하는 쪽으로 영양이 치우쳤을 거야. 그리고 학업 스트레스도 있을 테니 휴식하면서 눈에 좋은 음식도 먹고, 눈 운동도 하면서 좀 더 지켜보는 건 어때?"

그러나 D군은 결국 이런저런 이유로 안경 대신 드림렌즈를 선택했다. 시력이 떨어진 사실을 안 지 불과 2개월 만에 내린 결정인 것 같다.

드림렌즈는 잠잘 때 착용하는 것으로, 각막 중심부의 굴절률을 변화시켜 원하는 시력으로 잡아주는 기능을 한다. 그래서 아침에 드림렌즈를 빼면 저녁까지 안경을 쓰지 않고도 정해놓은 도수만큼 정상 시력으로 활동할 수 있다는 장점 때문에 최근 주목받고 있다. 하지만 이렇게 안경을 쓴다거나 드림렌즈를 한다고 해서 '눈'이 좋아지는 것은 아니다.

단지 이것들은 아이가 편하게 볼 수 있도록 도와주는 '보조 도구'라고 생각해야 한다. 그러함에도 불구하고, 부모들 대부분은 아이 시력이 떨어지면 눈이 나빠지게 되는 근본적인 원인을 찾아 개선하려고 노력하기보다는 안경을 맞추거나 드림렌즈를 착용하는 쪽으로 쉽게 결정하고 선택한다.

안경을 쓰지 않고 사물을 제대로 볼 수 없다면 당연히 안경을 써서 불편함 없이 지내야 하는 것이 맞다. 하지만 요즘 우리의 생활은 주로 실내 생활이다. 주변에 팔만 뻗치면 물건이 있고, 고개만 돌려도 다 볼 수 있는 공간 안에서 생활하는데 굳이 안경을 쓸 필요가 있을까? 드림렌즈를 선택할 필요가 있을까?

"안경 쓰면서부터는 6개월마다 한 번씩 시력 검사를 하는데, 이번에도 또 3단계나 시력이 떨어졌다고 하네."라는 말을 들어본 적이 있다. 이 말은 안경을 쓰고 생활하면 눈이 안경에 익숙해지면서 '눈의 초점 조절 근육'이 점차 약해졌다는 것이다. 즉 보는 것을 담당하고 있는 뇌와 눈의 기능이 사용을 안 하게 됨으로 인해 점점 퇴화된다고 볼 수 있다.

성장기 아이들은 키가 성장하는 것만큼 눈도 점점 커지게 된다. 그러면서 일시적으로 시력이 떨어질 수도 있다. 그러다가 몸의 상태가 회복되고 에너지와 영양 상태가 골고루 편성될 때 다시 떨어진 시력을 회복할 수 있다. 눈이 나빠졌다는 이유로 너무 성급하게 결정짓는 부모의 선택으로 내 아이의 눈이 좋아지고 회복할 기회를 빼앗아버리고 있는 것은 아닌지 생각해보아야 할 것이다.

책 읽기를 좋아하는 부모가 편안한 자세로 소파며 침대에 눕거나 엎드려서 책을 본다. 그 모습을 보고 자란 아이는 자신도 모르게 따라 하게 된다. 그럼 엎드려서 누워서 책 읽는 아이의 모습을 본 부모는 어떻게 반응할까?

"아들아, 눈 나빠지니 바르게 책상에 앉아서 책 읽어."라고 말하기보다는 그저 흐뭇한 모습으로 지켜보고 있는 경우가 더 많다. 이런 모습 또한 아이의 시력을 망치는 부모의 잘못된 습관이라고 할 수 있다.

평생 시력은 초등학교 입학 전 만 3세부터 초등 입학 후 만 9세 전후로 완성된다고 한다. 그래서 이 시기에 하는 시력 관리는 매우 중요하다. 정기적 시력 검사를 통해 시력 상태를 체크해야 하지만 부모들 대부분은 이 시기에 방관하고 그냥 지나치는 경우가 많다.

아이가 초등학교 입학 후 "엄마, 칠판글씨가 잘 안 보여."라고 말할 때. 그때 시력에 신경 쓰게 된다. 하지만 그때는 이미 시력이 상당히 나빠졌다고 보면 된다고 전문의들은 말한다. 이 말은 곧 유아기일 때, 부모가 시력 관리에 관심을 보이지 않고 방치 했다는 의미도 된다.

성장기 시력 관리는 평생 시력을 좌우할 만큼 매우 중요하다. 하지만 부모들 대부분은 시력 관리에 대한 중요성을 인식하지 못하고 있다가 '안경'을 써야 한다고 할 때 속상해하며 후회한다. 특히나 요즘 아이들이 미디어 학습을 접하는 시기는 점점 빨라지고 있다. 심지어 유모차를 타고 가면서도 태블릿 영상을 틀어주어 아이가 볼 수 있도록 설치를 해준다. 이런 모습을 보면 정말 안타깝다.

"왜 한낮에 온 방에 불을 켜고 있어! 어서 불 꺼!"

어릴 적 우리 부모님들께서 늘 하신 말씀이다. 그리고 커서는 내가 우리 아이들에게 똑같이 말하고 있었다. 하지만 이 말이 얼마나 눈 건강에 나쁜 건지 우리 부모들은 모르고 있는 것 같다.

요즘 집들은 조망권을 우선시하고 짓기 때문에 빛도 잘 들어온다. 그러다 보니 한낮에는 실내등을 거의 켜지 않고 생활하는 가정이 많다. 그 속에서 아이들은 생활하고 책을 보고, 영상 수업을 하고, 놀이하고…….

특히나 다양한 영화를 볼 수 있는 채널과 영상 기기의 대중적인 보급으로 인해 내 집을 영화관처럼 어둡게 해놓고 영화 감상을 한다. 이런 생활 습관도 아이 시력에는 좋은 환경이 아니라고 할 수 있다. TV나 영화를 실내등을 끈 상태에서 보면 주변 밝기의 차이로 눈이 쉽게 피로해진다. 그러다 보면 눈도 긴장하여 경직되고, 기능이 저해된다는 것이다. 그리고 TV 설치도 어른의 눈높이가 아닌 아이의 눈높이를 고려하여 설치해야 한다. 그것도 아이 눈높이보다 약간 낮은 위치가 좋은데 우리 집 TV는 지금 어느 위치에 설치되어 있는가?

태국의 모겐족은 평균 시력이 9.0으로 세계에서 시력이 가장 좋은 사람들로 알려져 있다. 어릴 때부터 물속에서 사냥하며 생활하는 이들은 빛의 굴절을 조절하는 능력이 뛰어나다고 한다. 먼 곳을 보면 좋다는 말은 '모양체' 쪽의 눈 근육 긴장을 풀어주고 '수정체'를 얇게 해주는 효과가 있어 눈의 피로를 풀어줄 수 있기 때문이다.

그래서 눈 건강을 위해서 먼 곳을 자주 보며 눈의 피로를 풀어주라는 것이다. 그러나 요즘 우리 아이들은 밖에서 몇 시간 동안이나 놀까?

"오늘 미세먼지 높음이야. 밖에서 놀면 안 돼."

요즘 흔하게 하는 말이고 듣는 말이다. 눈 건강에는 천연 비타민인 햇빛이 좋은 것을 알면서도 여러 가지 환경적 요인으로 자꾸만 아이들의 활동 공간 범위를 실내 생활로 그 폭을 좁히고 있는 것이다.

마지막으로 시력 망치는 부모 습관으로 너무 '단' 음식을 아이들에게 간식으로 먹이는 것을 들 수 있다. 이혁재 한의학 박사는 '아이들의 시력이 좋아지려면 우선 단맛을 내는 음식들을 멀리해야 한다.'라고 『습관만 잡아도 시력이 좋아진다』에서 말하고 있다.

요즘 우리 아이들 간식과 음식류를 살펴보면 어떠한가? 탄산음료와 청량음료, 아이스크림, 사탕, 초콜릿, 젤리 등 단 음식의 간식들을 자주 섭취하는 것은 사실이다. 아이들뿐만 아니라 성인들도 단 음식에 길이 들여져 있다.

"엄마 말 잘 들었으니 오늘만 먹는 거야."
"약속을 지켰으니 주는 거야."
"먹고 꼭 양치질할 거지?"

단 음식들을 아이에게 '상'처럼 주는 부모의 잘못된 행동이 아이들이 단 음식을 좋아하도록 부추기는 요인이라고 할 수 있다. 이런 음식을 먹을 때 우리 엄마들은 '충치'가 생길 거라는 걱정을 앞서 한다. 이런 음식들이 성장기 아이들 몸속의 칼슘을 파괴한다는 생각까지는 미처 못 할 수 있을 것이다. 그리고 칼슘은 뼈 건강뿐 아니라 '눈' 건강을 유지하는 데 꼭 필요한 성분이라는 사실도 대개는 모른 채 지나간다. 이처럼 앞에서 말한 여러 가지 상황들 속에서 부모의 선택과 판단, 그리고 무심코 행동하는 부모의 생활 습관이 성장기 아이들의 시력을 망치는 습관 요인으로 작용하고 있다.

최병무 안경사는 "어린이의 시력에 문제가 있는 것은 부모의 잘못이 100%다."라고『내 안경이 왜 이래』에서 말하고 있다.

그동안 부모가 살아왔던 사회적 고정 관념과 잘못된 생활 습관으로 인해 우리 아이의 '눈 건강'을 해치고 있는 것은 아닌지 생각을 해봐야 할 문제다. 성장기 때 '눈 관리'가 얼마나 중요한지, '눈 운동'이 왜 중요한지 알고 내 아이를 위해 지금은 '눈 운동'을 부모가 먼저 실행하고 아이들을 관리해야 할 때이다.

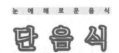

눈에 해로운 음식

단음식

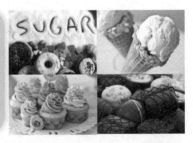

사탕이나 케이크, 아이스크림, 콜라 등은 눈에 안 좋은 음식들입니다
이러한 단 음식을 섭취한 다음날 아침에 눈을 살펴보면 설탕이
시신경으로부터 비타민 복합체를 지나치게 많이 빼앗아 간 것을 알 수
있습니다. 그 중에서 정제된 백설탕은 눈에 특히 해롭습니다
정제 설탕은 근시를 증가시키는데 이는 설탕이 눈의 건강을
유지해주는 칼슘을 파괴하기 때문입니다
성인들에게는 술, 담배, 홍차, 커피 등은 매우 좋지 않다고 하니
생활속에서 줄이는 습관을 실천해 보세요

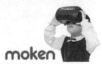

moken

05

눈 나쁜 아이, 자존감도 떨어진다

"센터장님, 우리 E는 책 읽기 싫어해서 급하게 읽어요. 그러다 보니 자꾸 행간을 건너뛰고 읽을 때가 있어요."

"E 엄마, 제가 보기엔 E는 책 읽기 싫어서 급하게 읽는 건 아닌 것 같아요."

"그럼 뭐가 문제죠?"

"제가 보기엔 E가 시력이 좀 안 좋은 것 같은데⋯⋯."

"시력이요? 사실 우리 E가 눈이 안 좋긴 해요. E가 아기였을 때 사시

교정 수술을 받았거든요."

"어머, 그런 일이 있었군요. 전혀 몰랐어요."

"그런데 요즘 E가 다시 눈이 풀려 걱정이에요. 피곤하면 자꾸 밖으로 눈동자가 빠져요……."

한 권의 책을 정해서 그것을 함께 읽고 토론하는 독서 모임 회원인 E는 책을 읽을 때 자꾸만 행간을 건너뛰며 읽고, 문자 배열을 따라가지 못할 때가 자주 있었다. 그럴 때면 함께 독서 모임을 했던 친구들이 그냥 지나치지 않고 꼭 한마디씩 했다.

"거기가 아니잖아. 그 밑에 줄인데 왜 거기를 읽어?"

"'~~했습니다.'로 끝나는데 왜 다음 문장을 읽어?"

"그렇게 읽으면 전달이 안 되잖아."

요즘 아이들은 자기의 생각을 거침없이 말할 때가 있어 당황스러울 때가 있다. 친구들이 매번 지적하니 E는 자꾸만 책 읽기에 자신감이 떨어지는 듯했다. 또 책 내용도 이해할 수 없으니 책에 관한 관심도 줄어들었다. 그러니 집에서도 혼자서 읽으려 하지 않고, 초등 2학년임에도 엄마에게 읽어 달라며 책을 스스로 보려 하지 않는다고 했다. 시 기능에 문제가 생기면 아이들은 자기도 모르게 위축되고, 집중력도 떨어지며 짜증도 늘어날 수밖에 없게 되는 것이다.

책을 읽는다는 것은 눈으로 글자를 하나하나 짚어가면서 안구를 움직여 시점을 바꾸며 읽어 내려가는 것이다. 그런데 양쪽 시력이 맞지 않는다면 글 읽기에 더욱 불편함을 느끼게 되는 것은 당연하다. 특히 E같이 한쪽 눈이 외사시고 시력도 서로 다른 경우라면 더 불편했을 거다. E는 우안(오른쪽) 0.5이고 좌안(왼쪽) 1.2인 상태였다. 사시 교정 수술을 받은 쪽은 우안(오른쪽)이다. 그래서인지 E는 사물을 쳐다볼 때 정면으로 보는 것이 아니라 한쪽으로 고개가 돌아간다. 자세도 틀어지고 그러다 보니 목이며 어깨도 틀어지고 아프다고 했다.

그때 E 엄마에게 아이에게 '눈 운동'을 하게 하는 게 어떻겠냐고 권했다. E 엄마는 아이가 시력이 안 좋기에 관심을 기울였고, '눈 운동'에 관해 어느 정도 알고 있었다. E 엄마는 시 기능 훈련센터를 다니기엔 무리가 있다고 했다. 워킹 맘인 데다 거리도 너무 멀고, 가격도 만만치 않아 생각만 하고 센터를 다닐 엄두는 못 냈다고 했다.

안 좋은 쪽 눈을 좋아지도록 눈 운동을 하려면 좋은 쪽 눈을 가리고 운동을 하면 좋다는 것을 '모겐아이'를 통해 알았기에, E 엄마에게 집에서 꾸준하게 해보도록 그 방법을 알려주었다. 그리고 주 3회 정도는 독서 모임을 하면서 '모겐VR' 눈 운동을 아이가 스스로 하게 했다. 3개월 정도 되었을 때쯤 아이의 시력이 우안(오른쪽) 1.2이고 좌안(왼쪽) 1.5 정도까지 높아지는 효과를 보았다. 그리고 자연스레 한쪽으로 고개를 돌려 보는 습관도 사라지고 있었다. 아이는 자연스레 독서 모임에 참여도도 좋아졌고, 자기 차례가 돌아와 읽기를 할 때도 지난번보다 훨씬 높은 자신감을 보였다. '눈 운동'의 효과가 나타난 좋은 사례라 할 수 있다. 그러다 보니 '눈 운동'을 꾸준히 했을 때와 안 했을 때의 차이를 아이가 자신 스스로 알고, 부모님도 다시 알게 된 경우였다.

눈 시력은 양쪽이 다 똑같지 않다고 했다. 어느 정도 차이가 있는데 그 이유는 오른손잡이가 오른손만 사용하면 편한 것처럼, 눈도 좋은 쪽만 사용하려는 반응이 나타나다 보면 E처럼 급격하게 차이를 보일 수 있다는 것이다. 그래서 안 좋은 쪽을 교정해주는 것이 바람직하다는 것이다. 그러나 일반적으로 그 사실을 모르고 그냥 지나쳐버릴 때가 많으니 주의 깊게 엄마들이 살펴줄 필요가 있는 것 같다.

"엄마, F는 이제 축구를 그만두어야 할 것 같아."

"왜? 그게 무슨 말이야?"

"눈이 더 나빠졌대."

"스포츠 안경 쓰고 했잖아."

"그런데 이제 그것도 안 되나 봐."

초등 5학년이 된 F는 아들과 함께 운동하는 친구였다. 초등학교 3학년 때부터 안경을 착용한 것으로 알고 있다. 그런데 요즘 코로나로 인해 줄곧 실내 생활을 하다 보니 더 시력이 떨어졌다고 걱정하긴 했었다. 더운 여름날 장마철 때 운동을 하고 나면 온몸이 땀으로 범벅이다. 그럴 때 땀으로 습해진 열기가 안경 속까지 들어가 안경 렌즈도 뿌옇게 된 것을 종종 보곤 했다. 옆에서 보기 안타까웠다.

이렇게 운동을 하는 친구 중에는 시력이 안 좋은 아이들이 몇 있다. 그들 중에는 드림렌즈를 사용하는 아이도 있고 F처럼 스포츠 안경을 착용하는 아이들도 있는데, 훈련받을 때나 경기할 때, 전지훈련을 하러 갈 때도 여러모로 불편함을 토로하곤 한다.

우리는 일반적으로 '잘 보인다, 잘 보이지 않는다'로 구분해 시력을 생각하는 것이 일반화되었다. 하지만 시력은 단순히 잘 보이는 것만 있는 것이 아닌 동체 시력(KVA/DVA), 심 시력, 순간 시력, 협응 반응 시력, 명암 시력, 안구 속도 반응 시력 등 우리가 알고 있는 정지 시력(생활 시력) 외에도 무수하게 많기에 눈 기능의 둔화는 몸동작 둔화로도 연결 지어질 수 있다고 전문의들은 말한다. 그래서 일부 운동선수들은 '시력 강화 훈련'을 따로 할 정도이다.

"안경 벗어봐."

"안경 벗으면 아예 보이지 않아?"

"아니, 보여."

"그런데 왜 안경을 썼어?"

안경 쓴 친구들이 새로운 친구를 사귀게 될 때 한 번쯤 들어본 적이 있을 수도 있는 대화이다.

아들이 다섯 살 때 일이다. 집 근처 놀이터에서 또래의 여자아이와 사귀게 되었다. 매일 어린이집에서 하원을 하면 바로 집으로 들어가는 것이 아니고 꼭 놀이터에서 놀다 들어갔다. 그러다 보니 비슷한 시간대에 비슷한 또래 아이들이 모이게 되고 놀게 된다. 그날도 낯설지 않은 여자아이와 아들만이 놀이터에 있다 보니 자연스레 말을 하게 되고 놀게 되었다.

그때 아들이 안경 쓴 그 여자아이와 친해지면서 말을 건넨 첫 마디가 "안경 한번 벗어봐."였다. 그때만 해도 주변에 안경 쓴 친구가 없다 보니, 그 여자 친구가 안경을 쓴 것이 나름 궁금했었나 보다. 나중에 아이 엄마와도 동갑내기인 것을 알고 난 뒤 엄마들끼리도 더욱 친해졌다. 그리고 그때의 일을 다시 한 번 사과했었다.

"그때, 미안해. 애가 주변에 안경 쓴 사람은 Z가 처음이라 물어본 것 같아. 그때 속으로 많이 속상했을 거 같아!"

"안경 벗어봐."라는 말은 새로운 친구를 만나게 되면 늘 듣는 말이라고 했다. 그럴 때면 Z는 대화를 멈추고 엄마를 쳐다보든지 아니면, 그 자리를 피했다고 했다. 그런 모습을 지켜보는 부모의 마음은 그렇게 좋지는 않았을 거다. 아이가 스스로 새로운 친구를 사귀는 것에 예민해지고 경계를 하게 된다고 하니, 조금 더 크면 안경을 쓰고 눈이 나쁘다는 것에 크게 집착하지 않겠지만 취학 전 아이들에게는 '안경'은 호기심을 보이게 되는 물건인 것이다.

'우리 아이 눈 나쁘면 자존감도 떨어진다.'라는 말을 어떻게 받아들일 수 있을까? '눈이 나쁜데 자존감까지 떨어진다고?'라고 생각할 수 있겠지만, 성장기 아이들에게는 맞는 말이다. 눈 나쁜 자녀를 둔 엄마들은 이 말에 절대 공감을 한다고 한다. 생활에 있어 자유롭지 못하고 규제를 받는 부분이 있기 때문이다. 그리고 아이 자신도 자꾸 위축이 되다 보니 내성적인 성격으로 바뀐다고 한다. 눈은 단지 잘 보이고 안 보이고의 문제를 떠나서 우리 아이의 자존감까지 연결되어 있다. 그래서 우리 부모들이 더 신경쓰고 관리해주어야 하는 것이 맞는 거다.

이제는 '눈 운동'을 꾸준하게 해서 아이의 '자존감'까지 신경써줘야 하는 시기이다.

시력 UP

맑은 시력 지켜주는 어린이 눈 관리 프로젝트

2장

학교 가기 전
시력 체크가
필요한 이유

01

성장기 때 시력 발달은 멈춘다

"시력 발달이 성장기 때 멈춘다고?"라고 묻는 부모들이 많다.

『우리 가족 꼭 알아야 할 눈 건강 완전정복』의 공저자들인 김병진, 이동훈 안과 전문의들은 성장기 아이들은 "만 3~5세경에 해부학적(모양과 형태)으로는 성인 수준의 모양과 형태를 가진 시 세포를 완성하고, 시력은 0.8~1.0 정도이다."라고 말하고 있다. 이 말은 만 5세 이전에 대부분의 시력 발달이 이루어진다는 것이다. 그리고 "만 8~9세경이 시력 발달의 완성 단계"라고 한다. 즉 성장 시기일 때 시력이 성인까지 이어진다는 것이다.

10년 넘게 유치원 교사로 근무하면서 7세 담임만 맡은 지인은 그 반 여자아이 중 한쪽 눈을 가리는 '가림 치료(차폐법: 안 보이는 눈으로 사물을 보는 방법)'을 받는 아이에 대해 이야기를 하면서 안타까움을 표했다.

"학기 초 이야기 나누기 시간에 자꾸만 고개 돌리며 앞을 봐서 시력 검사를 받아보라고 권했지. 그런데 부모님들이 맞벌이라 차일피일 몇 개월을 미루다가, 곧 초등학교 입학도 있고 내가 한 말도 기억이 나서 안과에 가서 검사했더니 왼쪽 눈이 약시랑 고도 근시에 난시까지 겹쳐서 '가림 치료'를 꾸준히 해야 한다고 했대. 학기 초에 내 말 듣고 좀 더 일찍 병원에 갔었으면, 하는 안타까움이 있어."

'눈'은 만 3~5세 정도가 되면 성인 수준의 모양과 형태를 가진 시 세포가 완성되는데, 이미 7세가 되었기 때문에 나빠진 시력을 회복할 가능성이 현저하게 낮다고 했다. 아이에게 평생 나쁜 시력을 갖게 해준 것 같아 아이의 부모님이 굉장히 속상해하고 힘들어했다는 이야기를 들려주었다. 그러면서 그 부모님도 '눈 운동'이란 정보를 알아서 퇴근 후 집에 오면 열심히 1시간씩 꾸준하게 '눈 운동'을 시켰더니 나쁜 시력이 교정되어 갔다고 했다.

약시 같은 경우는 어릴수록 빨리 알게 되면 치료율도 높다고 한다. 대한안과학회에서 조사한 바에 의하면 "약시는 만 4세부터 치료하면 완치율이 95%에 달하지만, 만 8세에 치료를 시작하면 완치율이 23%로 떨어져 조기 발견이 중요하다."라고 한다.

요즘은 일부 유치원에서도 학기 초에 간단하게 아이들 신체검사를 하는 경우가 있다. 이때 시력이 떨어지는 친구들이 나타나기도 하는데 한 유치원 7세 반 중 두 명의 친구가 시력이 안 좋은 것으로 확인되었다고 한다. 정확한 '재검진'이 필요할 것 같아 양쪽 부모님께 알려 드렸고, 그 후 한 아이는 바로 시력 검사를 다시 받고 안경을 쓰기 시작했고, 또 다른 아이는 검사는 다시 받았지만, 안경을 쓰지 않았다고 했다.

학부모 상담 시간이 있어서 그때 안경을 쓰지 않았던 부모님께 안과 검진 여부를 확인했더니 병원은 다녀왔지만 좀 더 지켜보고 결정하기로

했다고 한다. 이 학부모 같은 경우는 부모님 스스로가 적극적으로 여기 저기 알아보고 상담하고 판단했다고 한다. 아직 나이가 어린 아이인데, 안경을 착용하게 하는 것에 마음이 아파서 개선해줄 방법을 찾아보셨다고 한다. 그리고 학교 가기 전까지 시간이 있어서 아이가 충분히 휴식하고 영양에도 신경 써 먹이고, 눈 관리를 해주었다고 한다. 그랬더니 8개월 정도 지났을 때 아이 시력이 향상되어, 굳이 안경을 안 써도 생활에 불편함이 없을 것으로 판단을 하고 아이 건강과 눈 건강에 더욱 신경을 쓰고 있다고 한다.

보통의 부모들은 학교 가서 아이가 '알림장'을 쓴다거나 학교 수업 영상에 관련된 불편 사항을 토로할 때 또는 학교에서 정기적으로 실시하는 체력검사 때 아이의 시력이 나빠짐을 알고 그때부터 안경을 쓰게 하든, 눈 영양제를 먹이든 관심을 보이게 된다. 하지만 초등학교 들어간 후에, 눈 건강을 챙기는 것은 다소 늦은 점이 있다고 한다. 이때는 이미 나빠질 만큼 시력이 떨어져 있는 상태이기 때문에 회복도 더딜 수밖에 없다.

상처가 생겼을 때 빨리 소독하고 덧나지 않게 약을 바르게 되면 흉도 없이 금세 회복하지만, 상처 부위가 빨갛게 염증이 생기도록 방치를 해

두면 그만큼 회복 시간은 더디게 되고 흉도 생기게 되는 것처럼 말이다.

시력은 어느 순간 '확' 떨어지는 것이 아니고 서서히 진행되어 나타나는 결과이므로 그 당시는 잘 모르고 있다가 생활에 불편함이 생겼을 경우 알게 되기 때문에 취학 전이 '눈' 관리를 해야 할 결정적 시기이다.

보통 교육도 아이들의 연령대와 발달 시기에 맞춰 적절한 놀이와 교육을 제공했을 때 효과가 크고 거부감 없이 받아들일 수 있는 것처럼 시력 관리도 학교 가기 전에 관리하고 예방해야 한다.

아이들 키는 성장판이 열려 있는 동안에는 꾸준히 성장이 진행되고, 성장판이 닫힌 후 성인이 되어서도 자세 교정이나 스트레칭으로도 2cm까지 더 크는 효과를 얻을 수 있다.

하지만 시력은 만 3~5세에 완성되므로 더욱 신경써야 하는 건강 관리 부분임에도 우리가 놓치고 지나가게 된다. 이 시기에는 반드시 눈 관리가 필요하다. 하지만 요즘 우리 아이들은 한글, 동화, 수학이며 율동 같은 놀이 학습 등을 영상으로 먼저 접하기 시작하면서 자연스레 온라인 학습에 노출되고 있다. 모든 교육 프로그램이 미디어로 이뤄지고 흘러가고 있어서 안타깝다.

태어나서 시력 발달은 평균 3세쯤은 0.4~0.5, 4~5세는 0.7, 초등학교 입학 시기의 아이들은 성인과 비슷한 1.0 정도로 발달하게 된다. 3세쯤, 0.4~0.5 정도의 시력을 보이는 우리 아이들에게 이런 교육이 진행되어가고 있음이 안타깝다.

한글 배우기, 노래 듣기, 율동 따라 하기, 동화 보기 등을 미디어나 태블릿PC로 학습하면 아이들이 흥미 있어 하고, 모든 영역에서 폭 넓게 배워갈 수 있을 것 같은 생각 때문인지 마치 유행처럼 엄마들이 선택한다. 그렇다면 우리 아이 시력은 어떻게 될까? 그리고 이런 식의 학습 방법은 마치 게임을 할 때와 같은 자극으로 아이들의 뇌를 극도의 긴장 상태로 만들어 오히려 악영향을 끼친다는 것이다. 내 아이의 인지 발달을 위해 제공했던 온라인 학습이 결국 내 아이 시력 발달을 방해하는 요인으로 작용하는 것이다. 학습은 오감을 모두 사용하고 받아들였을 때 그 효과가 크다. 보고, 만지고, 느끼면서 학습해야 뇌 활성화에도 도움이 되고 시력 건강에도 좋은 것이다. 그리고 이 시기 때에는 무조건 밖에서 많이 놀아주고 공놀이도 많이 해야 한다.

"탁구 놀이가 눈 운동이 되는 거라고?"

"탁구공이 왔다 갔다 할 때 우린 어딜 보지?"

"공을 보지."

"그래. 그때 눈이 탁구공을 따라가면서 공을 보겠지. 그때 눈이 움직이면서 안구 운동이 되는 거야."

이런 공놀이는 아이들의 건강을 위해서도 좋고, '눈 건강'에도 많은 도움을 준다. 공의 움직임을 보기 위해서는 자연스레 공으로 시선을 주게 되고 안구를 움직이게 한다. 취학 전 공놀이를 많이 하면 당연히 시력 운동에 도움을 줄 수가 있는데 아이들 대부분은 공놀이를 많이 하지 못하고 있다. 다양한 놀잇감이 많은 것도 있겠지만 공놀이는 혼자 할 수 없기에 상대가 있어서 함께 하는 놀이이다 보니 아무래도 공놀이를 자주, 많이 하지 못하는 경향이 있다.

하지만 부모가 함께 공놀이를 많이 해줌으로써 '눈 운동'에도 효과를 주고 더불어 아이와의 유대 관계를 더 쌓을 수 있으니 주말에는 꼭 밖에서 아이와 10분이라도 공놀이를 해주면 좋겠다.

아이들이 성장하는 시기 성장 호르몬 분비는 몸의 면역계와 깊은 관련이 있으므로 만 3세~5세 시기를 건강하게 잘 보내면 평생 건강과 건강한 시력을 가질 수 있기에 부모님들의 관심과 관리가 필요하다. 지금 내 아이가 취학 전, 또는 초등학생이라면 지금이 '눈 관리의 결정적 시기'이다. 아이에게 평생 나쁜 시력을 갖게 해줄 것인지, 성인이 될 때까지 건강한 눈을 갖게 해줄지는 부모의 선택이다. 부모가 어떤 선택으로 어떻게 관리해주느냐에 따라서 성인이 될 때까지 건강한 눈을 갖는지가 결정되기 때문이다.

우리가 트레이닝 운동을 적절하게 함으로써 약해진 부위를 강화하고 근력을 키워주는 것처럼 '눈 운동'을 통해 약해진 눈 근육을 강화해주기 위해서는 '눈 운동'이 꼭 필요하다.

건강한 시력을 위해서는 성장기부터 '눈 운동' 습관을 익혀두도록 하자.

찡그리며 보는 것은 뇌가 보내는 신호이다

"얘! 왜 자꾸 TV 볼 때 찡그리면서 보니? 자꾸 애가 인상을 쓰고 보네."

한 번쯤 들어본 말이고, 경험적 이야기일 수도 있을 거다. 처음 시력이 나빠지는 것을 알 때는 아이들의 이런 행동으로 알게 된다고 한다. 나는 아이의 시력을 걱정하는 엄마들에게 한 가지 질문을 하곤 한다.

"눈이 볼까요? 뇌가 볼까요?"

"그거야……."

대부분 잠시 생각을 하다 이런저런 부연 설명을 하며 "눈과 뇌가 같이 보는 거죠."라고 말한다.

우리가 눈으로 어떤 사물을 보는 것을 확실하게 결정짓는 것은 '뇌의 역할'이라고 한다. 눈으로 들어온 이미지를 시신경에서 뇌로 전달해 '보았다'라고 표현하는 것이다.

다시 말해서 아이가 눈을 찡그리며 어떤 사물을 본다는 것은 어떤 이미지를 적극적으로 잘 보려고 '뇌'가 '찡그림'을 통해 표현하고 있다고 해석할 수 있다는 것이다. 그런데 우리는 그 모습을 보면 '눈이 나빠서', '안 보여서'라고 단정 짓고 시력이 더 떨어지기 전에 안경과 렌즈 착용하는 것으로 해결 방법을 모색한다.

우리의 '뇌'는 게으름뱅이라고 한다. 계속해서 '뇌'를 사용하면 더 발전되고 향상되지만 반대로 '뇌' 사용이 줄어들면 더는 사용하고 싶어 하지 않는다. 예를 들어 암기를 처음부터 잘하는 사람은 없다. 계속 반복해서 암기하다 보니 어느 순간 암기하는 상황이 왔을 때 큰 노력 없이도 일반인들보다 더 잘할 수 있게 되는 것이다. 요즘 스마트폰의 보급으로 전화번호를 외우는 일이 거의 없다. 그러다 보니 정말 무언가를 암기하고 외우는 일을 요즘 거의 하지 않는다. 인증번호 네 자리 숫자를 외워 적는 것도 몇 번을 반복해서 말하면서 외우고 적는다. 뇌를 쓰는 일을 거의 안 하고 사는 느낌일 때도 있다.

아이들 학습도 '뇌'를 써서 학습하는 아이와 그냥 반복적인 패턴을 학습하는 아이를 비교해보았을 때 학습의 질은 '뇌'를 써서 학습한 아이가 훨씬 학습력이 좋은 것으로 발표된 사례도 있다.

'눈'도 '뇌'와 같다. '보는 방법'을 안경이나 렌즈를 이용하게 되면 아무래도 뇌가 보려고 애쓰지 않게 된다는 것이다. 그러다 보면 차츰 뇌의 보려는 기능은 떨어지고, 그것에 익숙해지다 보면 보려는 뇌의 힘이 감소하고, 결국 '잘 안 보인다.'라고 말하게 될 정도로 몇 단계씩 시력이 떨어졌다는 이야기가 나오는 거다.

앞에서 이야기한 것처럼 TV를 볼 때마다 찡그린다고 눈이 나빠졌다고 바로 안경을 맞추는 조치를 취할 것이 아니라 아이의 영양 상태와 환경을 살펴보면 좋을 거다. 분명 성장기에 있는 아이이므로 여러 가지 환경적 요소들이 작용했을 부분을 개선해주어야 한다. 이럴 때는 아이가 왜 시력이 떨어졌는지 그 원인을 파악하고 개선해주는 방법을 찾아보는 것이 좋다.

"F야, 너 왜 자꾸 찡그리면서 보는 거야. 눈도 좋은 애가."
"엄마, 내가 찡그리면서 본다고? 그런 적 없는데."
"선생님, 우리 F가 자꾸 이렇게 행동하는데 왜 그럴까요?"

평상시 알고 지낸 지인의 딸이다. F양이 초등학교 입학하면서부터 시력이 나쁘지도 않음에도 꼭 눈이 나쁜 아이처럼 길을 걸으며 주변 이웃을 보거나 상가들을 볼 때마다 찡그리며 사물을 잘 못 보는 듯한 행동으로 확인하는 모습이 있다고 했다. 시력은 평균 시력으로 나쁘지 않음에도 불구하고 자주 이런 행동을 보여서 딸에게 자주 지적을 했다고 한다.

F양에게는 3살 터울의 오빠가 있다. F양 엄마는 오빠가 첫째이다 보니 오빠에 대한 사랑이 둘째 F양에 비해 큰 것을 주변 사람들이 느낄 정도

였다. 당시 초등학생이 되는 아들에 대한 엄마의 관심과 사랑이 대단했다. 그런데 아들이 초등학교에 입학 후 신체검사를 하면서 시력이 안 좋은 것을 알게 된 지인은 많이 속상해했다.

그리고 종합병원 안과를 여러 군데 다니며 진찰을 받고 재확인하기를 여러 번. 당시 다섯 살이었던 F양은 엄마, 오빠를 따라 병원에 다니는 상황들을 다 경험하게 되었다. 실제로 F양은 시력이 나쁘지 않음에도 불구하고 초등학교에 들어가는 오빠의 모습이 본인에게도 일어날 거란 생각에 아이도 모르게 그런 행동을 했던 것 같다.

아마 초등학교에 입학하면서 알게 모르게 긴장했을 거다. 아이들은 유치원에 다닐 때까지만 해도 어느 정도 규제가 허용되는 교육을 받다가 '학교'라는 새로운 곳을 접하게 되면서 하루하루가 긴장의 연속이었을 거다. 그러다 보니 어린 시절 오빠가 학교에 들어가면서 겪게 되었던 일이 자기에게도 있을 거란 생각으로 자기도 모르게 그렇게 행동했던 것은 아닐까……

F양의 생각과 마음을 편안하게 할 필요가 있기에 '모겐아이' 프로그램

중 호흡과 명상을 집에서 할 것을 권유했다. 깊은 호흡은 긴장되었던 마음과 몸 상태를 유연하게 해주고 마음을 평안하게 해줄 수 있다. 새로운 환경에 적응하는 F양에게는 긴장된 마음을 풀어주고 일어나지도 않은 것에 대한 걱정을 떨쳐버릴 수 있도록 해주는 것이 필요해 보였다.

한동안 F양은 엄마와 일정한 시간을 정해 두고 호흡 명상을 조금씩 실천했다. 호흡 명상을 통해 F양은 물론 엄마까지 마음이 편안해지는 수양(?)을 쌓을 수 있었다고 했다. 이제는 찡그리는 모습을 나무라지 않고 예민하게 대응하지 않으니 F양도 그렇게 하는 행동들도 차츰 줄어들어 개선되었다고 한다. F양은 시력 관리에 결정적 시기임에도 불구하고 오빠의 모습이 그대로 본인에게도 일어나게 될 것이라는 염려로 그러한 행동이 일어났었던 것 같다.

우리는 때로는 부모의 습관과 반응이 아이의 사고에 얼마나 큰 영향을 주고 있는지 가끔 방관할 때가 있다. 하지만 아이는 늘 우리 곁에서 나를 보고 자란다는 것을 잊으면 안 될 것이다.

일부 아이들도 진짜 찡그림 현상이 개학 후 더 두드러지게 나타나기도 한다. 방학하게 되면 아무래도 아이들과 부모들은 심리적으로, 환경적으로 여유가 생기게 된다. 그러다 보니 자연스레 영상과 텔레비전 등을 자주 접하게 되고 가까운 거리를 보는 데 익숙해지게 된다. 특히 거리 두기 생활에 익숙한 요즘은 실내 생활이 많다 보니 가까운 거리를 보는 것이 더 익숙하다. 평상시 시력이 그다지 좋지 않은 아이가 이러다 개학을 하고 학교에 가면 칠판 글씨나 영상 자막이 잘 보이지 않는 것은 어떻게 보면 당연할 수도 있다.

눈의 피로가 일시적으로 나타난 현상으로 사물이 잘 안 보일 수 있고 근시 진행이 나타난 현상일 수도 있다. 그렇다고 무조건 눈이 나빠졌다고 안경이나 렌즈에 의존하는 것보단 개선점을 찾아주는 부모의 관심과 행동이 더 필요하리라 본다.

G군은 야외 활동을 할 때 심하다 싶을 정도로 눈부심이 있다고 한다. 그래서 사진을 찍거나 조금만 해를 바라보게 되면 눈부심으로 찡그림이 사시를 의심할 정도로까지 심각했다 한다.

눈을 찡끄리는 것에는 여러가지 이유가 있지만 홍채의 멜라닌 색소에 의해 눈부심이 원인이 되어 눈을 찡그리게 되기도 하고, 사시로 인해 눈부심과 찡그림이 나타날 수도 있다고 한다. 그래서 우리는 아이의 시력에 더 각별하게 신경 쓰고 관리를 해주어야 한다.

우리는 모든 정보를 80% 이상, 눈으로 보고 받아들인 것을 '뇌'로 전달해 해석하게 된다. 그러니 눈으로 보는 것이 많아지면 당연히 뇌 활동도 늘어난다. 즉 눈을 많이 움직여 보는 것은 '뇌'를 많이 사용한다는 말로 해석할 수 있다. 즉 두뇌 발달에도 도움이 된다는 것이다.

그만큼 우리의 '뇌'는 보려고 자꾸만 눈에 찡그림으로 신호를 보내는 것이다. 그러니 아이가 찡그리며 TV를 보고, 사람들을 쳐다본다고 해서 눈이 나빠졌다고 판단하지 말자. 그럴 때일수록 개선점을 찾아 아이의 시력이 향상될 수 있는 방법들을 생각하고 실천해보자. 분명 개선될 것이고 좋아질 것이다.

03

얼마큼 좋아야 좋은 시력일까?

"뭐? 사람 시력이 9.0이 있다고?"

태국의 모겐족은 평균 시력이 9.0으로 세계에서 시력이 가장 좋은 사람들로 알려져 있다.

이 이야기를 들으면 사람들은 다 놀란다. '독수리보다 더 좋네.' 하면서 '도대체 어디까지 볼 수 있는 거야?'라고 한다.

태국의 모겐족 다음으로는 이탈리아 시칠리아 어부들이 5.0, 티베트 유목민들이 4.0, 몽골 유목민들이 3.0이다. 사람들의 평균 시력 1.0~1.2 정도에 비하면 다들 높다. 이들이 이렇게 좋은 시력을 어떻게 갖게 되는지 그 이유를 알기 위해서 그 민족들의 생활을 들여다보면 그들이 넓은 초원과 바다에서 멀리 보는 생활 환경에서 산다는 사실을 알게 되고 거기서 이유를 찾을 수 있다. 지금의 우리 생활 환경과는 완전히 다른 환경 속에서 지내고 있다는 것이다.

우리는 단지 시력을, 정지된 사물을 얼마나 분명하게 '잘 보나, 잘 보지 못하나'로 구분해 말한다. 하지만 '건강한 눈'은 단순하게 시력이 좋고 나쁨에 따라 판단할 수 있는 것이 아니다. 물체의 움직임의 방향, 속도, 식별, 능력의 동체 시력과 심 시력. 순간적으로 반응하고 포착할 수 있는 순간 시력과 협응 반응 시력, 명암 시력 등 9가지의 기능들이 있다는 사실을 '모겐아이' 눈 운동 프로그램을 통해 알게 되었다.

쉽게 말하면 우리가 생활하면서 구분하는 정지 시력 외에도 넓게 잘 보는 시야와 초점을 맞춰 보는 시력, 입체적 사물을 보는 시력 등이 균형 있게 발달되고 사용하며 불편함이 없을 때 '건강한 눈'이라 할 수 있다.

날씨가 좋을 때는 아이와 함께 근처 공원에서 온종일 시간을 보내며 휴일을 지낸다. 그때 간단하게 아이와 놀이할 수 있도록 배드민턴 도구들을 챙겨 나갈 때가 많았다. 분명 공이 날아오는 방향으로 라켓을 힘껏 올려쳐 보지만 배드민턴 공을 치지 못하고 헛스윙으로 공을 떨어뜨리는 경우가 많았다. 그러다 보니 재미도 없고 힘만 들게 된 경험이 있다. 생각해 보니 '동체 시력'이 약했던 것 같다.

출산을 앞두고 많은 부모는 우리 아이를 위한 출산용품을 준비한다. 그중에 하나인 '모빌'을 필수품처럼 준비하여 신생아 때부터 천장에 매달아 두며 흑백으로 달아주었다가 다양한 색이 있는 모빌로 바꿔 달아주기도 한다. 생각해보면 우리 아이 '눈 건강'을 위해서 관리를 해주었던 유일한 시기가 아닌가 싶다.

독서 모임을 하러 오는 아이들은 두 달에 한 번 정도는 센터에 있는 자동 시력 측정기로 시력 체크를 한다. 이때 아이들은 서로 시력을 궁금해하면서 묻는다.

"넌 몇 나왔어?"

"선생님, 0.8은 좋은 거예요?"

"앗싸! 게임 많이 했는데 지난번이랑 똑같네."

"난 더 좋아졌어."

"눈이 피곤해서 떨어졌을 거라고 생각했는데 괜찮네."

"선생님, 얼마만큼 좋아야 눈이 좋은 거예요?"

"너는 얼마큼 좋아야 좋은 눈이라고 생각하는데?"

"음……. 교실 뒤에 앉아도 선생님 글씨가 보이는 정도요?"

"그 정도는 다 보여."

옆에서 듣고 있던 또 다른 아이가 말한다.

"안경 안 써도 선생님 글씨는 보이던데……."

"그럼 왜 안경을 쓰고 다니는데."

하면서 아이들끼리도 서로의 '시력'에 대해 관심을 갖는다.

마이너스 시력이 아니고는 생활하는 데 큰 어려움이 없다고 한다. 단
책을 읽거나 칠판 글씨가 안 보일 경우는 불편함 없이 볼 수 있는 도구를

이용해야 하는 것이 맞다.

아들이 안경을 착용한 날 너무 속상해서 울었다던 한 아이의 엄마. 그 아이의 시력은 0.5로 초기 근시 증상을 보였다고 했다. 하지만 아이의 '눈 건강'을 위한 개선 방법으로 안경을 선택했다.

나는 묻고 싶었다. 꼭 시력이 1.0 이상이 되어야 하는 건지……. 얼마만큼 좋아야지 좋은 시력이라 할 건지.

우리가 생활하기에 불편함만 없으면 되지 않을까? 꼭 1.0의 시력을 가져야 하나?

시력이 0.5~0.7이어도 요즘은 실내 생활을 많이 하기에 생활하는 데 불편함이 없었을 텐데. 어쩌면 아이의 몸이 건강해지고 눈이 건강해질 기회를 부모가 놓쳐버린 것은 아닐까?

『당신의 눈도 1.2가 될 수 있다』에서 김종석 한의사는 「동의보감」에는 눈을 장부의 정(精)이 모인 곳이라고 표현하고, "오장육부의 상태는 피부, 지방조직, 근육, 혈관, 신경 등에 영향을 주고, 이러한 상태가 가장 잘 나타나는 곳이 '눈'이라고 기록되어 있다"고 했다.

'눈' 건강은 모든 기관의 건강 상태와도 연결되어 있다는 것을 알고 관리해야 한다는 것으로 그 옛날부터 '눈'에 대한 소중한 가치를 알았던 것을 강조하는 대목이다.

즉 '건강한 눈'이란 사물을 보는 차이뿐 아니라 눈과 관련한 모든 기관과 뇌와 정신적 안정 상태의 큰 의미로 살펴볼 수도 있다.

그러므로 '눈'이 나쁘다는 것은 몸과 마음이 허약해졌다는 의미일 수도 있기에 아이의 건강 상태를 확인하고 회복할 수 있는 환경과 영양을 제공하는 것이 바람직하다. 그런데도 우리 부모들은 단지 '눈'의 기능적인 면만 보고 판단하고 결정하는 것 같아 늘 안타깝기만 하다.

얼마만큼 좋아야 좋은 시력일까?

항공기 조종사처럼 최고의 시력을 요구하는 특수 직업군도 아닌데 꼭 높은 시력이 필요할까? 자동차 운전을 하려면 적어도 시력(교정시력)이 0.5 이상은 되어야 운전을 할 수 있다는 기준은 있다. 이 정도의 시력으로 우리는 생활하는 데 불편함 없이 지낼 수 있는 것이다.

사람들 대부분은 먼 거리를 시력 측정표 기준으로 얼마나 '잘 보는지, 못 보는지' 판단하게 된다.

하지만 시력은 같은 단위를 가진 사람이라도 그날의 기분과 감정, 환경, 조명 등에 따라 달라질 수도 있고, 개인의 눈 굴절 상태와 여러 가지 요소들을 가미하여 판단하기 때문에 안경을 착용하지 않았다고 해서 좋은 눈이라고 할 수 없고, 안경으로 교정했다고 해서 시력이 나빠졌다고 할 수 없다는 것이다. '좋은 눈'이라는 판단 기준은 주관적인 견해가 더 많다는 것이다.

한 달에 한 번 '힐톡 맘S' 라는 엄마들의 독서 모임이 있다. 독서 모임에 참여하는 H 씨는 렌즈를 착용하지 않으면 길거리에서 사람을 만나도 상대방이 먼저 인사를 하지 않으면 못 알아볼 만큼 시력이 상당히 좋지 않다고 한다. 그래서 오해를 받게 되는 경우도 종종 생기고, 또 주변 분들에게 미안하다고 했다.

하지만 렌즈를 착용하지 않아도 생활하는 데는 큰 어려움이 없어 출산 후부터는 렌즈를 착용하지 않고 지낼 때가 더 많다고 했다. 그랬더니 눈에 피로감도 줄었고 보이는 것도 예전에 비해 좋아지고 있는 것을 느낀다는 이야기를 했던 것이 생각난다.

얼마만큼 좋아야 좋은 시력일까?

좋은 시력을 갖는다는 것은, 대단한 축복이다. 한참을 자라고 있는 우리 아이들이 시력으로 인해 힘들어하지 않았으면 좋겠다는 마음을 다시 가져본다.

눈 운동이 우리 아이를 똑똑하게 만든다

어떻게 '눈 운동이 우리 아이를 똑똑하게 만들 수 있지?'라는 생각을 할 것이다.

우리는 외부에서 얻는 정보를 감각, 즉 '오감(시각, 청각, 후각, 미각, 촉각)'을 통해서 얻게 된다. 그중 80%는 눈을 통해 받아들인 정보이고, 눈으로 보고 받아들인 정보를 '뇌'로 전달해서 해석하게 된다. 그러니 눈으로 보는 것이 많아지면 당연히 '뇌' 활동도 늘어나게 된다고 볼 수 있다.

즉 눈으로 보는 힘이 떨어지는 것은 뇌의 힘도 떨어지는 것으로 해석할 수 있다. 당연히 보는 정보가 적으면 뇌의 활성화도 줄어들게 된다는 것이다. 그러니 눈 운동을 하면 그만큼 뇌를 더 활성화한다고 할 수 있다. 그렇다면 당연히 똑똑한 아이로 성장하지 않을까?

독서 모임을 하는 I양의 양안 시력은 0.5 정도였다. I 양의 엄마는 자신이 시력이 좋지 않아 겪었던 불편함과 안 좋은 점을 알기 때문에 적어도 자신의 딸에게만큼은 그 불편함을 주고 싶지 않다고 했다. 그래서 독서 모임을 하러 올 때와 주 2회 정도 시간을 내어 '모겐아이' 눈 운동을 시작했다. 처음에 '모겐아이' 눈 운동을 할 때는 3~5분을 앉아 있는 것도 힘들어했다. 1분도 지나지 않아서

"선생님, 얼마나 지났어요?"

"음, 이제 58초 지났어."

"네? 그것 밖에 안 됐어요? 1분도 안 지났다고요.? 난 한 30분은 된 것 같았는데……."

이렇게 말하던 아이가 이제는 10분 동안은 온전히 집중하며 '모겐VR'

눈 운동에 몰입한다.

대부분의 아이들이 처음에는 눈 운동을 하기 위해 10분 동안 앉아 있는 것을 힘들어한다. 하지만 눈 운동을 하면서 조금씩 집중하는 시간이 늘어나고 있음이 확연하게 나타난다. 무언가를 하기 위해 집중해야 한다는 것이 '뇌'에 전달되고, 그 상황이 오면 자연스럽게 집중할 수 있게 되는 것이다. 이 말은 즉, '습관'이라고 표현할 수도 있을 것이다. 학습할 때도 아이들은 집중력이 없는 것이 아니라, 온전히 집중할 수 있는 '습관'이 되어 있지 않기 때문에 흐트러지는 것이라고 할 수 있다.

I양 같은 경우는 '모겐아이' 눈 운동 프로그램 중 한 가지인 초점을 맞추어 글 읽기를 반복하다 보니, 독서 모임 때도 동화책을 소리 내어 또박또박 잘 읽어내려간다. 자녀 독서 교육에 관심 있는 부모들은 알 것이다. 초등 저학년까지는 소리 내어 책 읽기가 왜 좋은지.

아이들이 소리 내어 책을 읽음으로써 책에 몰입하고 더 집중할 수 있다. 책에 집중하여 읽다 보면 이해력도 높일 수 있고, 자신감이 향상되어 목소리도 커지고 입 모양도 커지게 되니 발음도 정확하게 된다. 책만 잘 읽어도 스피치를 따로 배우지 않아도 자기 생각의 전달과 주장을 정확하게 할 수 있다고 생각한다.

학습의 중요 포인트는 오랜 시간 공부하는 것도 나름 중요하겠지만, 짧은 시간에, 그 시간 동안 얼마만큼 집중해서 학습했는가가 더 중요하다.

눈 운동을 하기 위해선 짧은 시간에 차분하게 집중해야 한다. 그래서 눈 운동 습관을 학습에 응용하면 좋은 효과를 얻을 수 있는 것이다. 어떤 상황과 일에 반복적으로 집중하다 보면 뇌의 감각도 변화되어 단련되기 때문이다. 이런 감각적 '눈 운동'을 통해 집중력과 학습력을 키울 수 있어서 우리 아이를 똑똑하게 만든다는 것이다.

"어? 완전 신기해. 대박!"

"선생님, 어떻게 이렇게 보여요?"

"뭐가 보인다고 그래? 나는 그냥 점처럼 보이는데."

"야! 여기에 알파벳 'A'가 들어 있잖아. 이게 안 보여?"

"'A'가 어디 있어? 뭐가 있다는 거야?"

"그럼 이 그림 속에 공룡이 있는 것도 안 보여?"

초점 모아서 3D 이미지 사진을 보는 '매직아이' 책이 있다. 처음 접하는 아이들은 두 눈을 모아뜨기도 쉽지 않다. 그리고 무언가를 집중해서 본다는 것이 익숙하지 않기에 '몰입'이 어렵다. 하지만 반복해서 운동하고 몰입했더니 이제는 장난치고 깔깔깔 웃다가도 금세 이미지 보기에 몰입한다.

"선생님, 눈 운동을 해서 그런지 집중하는 것이 이제는 쉬워졌어요."

"너는 처음에 그림 보고 3개도 못 외웠잖아."

"그러니까요! 이제는 5~6개는 금세 외워져요. 그래서 지난번에 보드게임 할 때 기억력 게임도 이겼어요."

얼마 전 '눈 운동이 창의력과 암기력을 높여준다.'는 실험 결과 기사를 읽었다. "2009년 미국 리처드 스톡턴 대학 연구팀은 62명을 대상으로 한 실험에서 30초간 눈 운동을 한 사람들이 창의적인 아이디어를 훨씬 더 많이 냈다."라고 보고했다고 한다. 국내에서도 2011년 10월 MBC 〈뇌깨비〉라는 프로그램에서 어느 대학 연구팀과 함께 눈 운동에 대한 실험이 있었다. 30초간 눈 운동을 한 대학생 24%와 초등학생 21.4% 정도가 암기력이 향상된 것으로 나타났다고 한다. 두 실험을 분석해보면, 눈 운동이 '뇌'의 움직임과 밀접한 관련이 있기에 창의성과 암기력을 높여주는 것으로 나타났다고 한다. 눈과 뇌의 신경은 서로 연결되어 있어 눈의 시신경이 전두엽 소뇌를 활성화하고 자극하여 창의력과 집중력 향상에 영향을 준다는 것이다.

우리가 아이들 성장 시기에 맞게 때때로 장난감과 교육용 놀잇감을 사주는 이유가 뭘까? 놀잇감을 통해 아이의 감각을 깨워주고 학습에 영향을 주는 도구로 활용하기 때문이다. 놀잇감을 제공했을 때 아이는 시각과 촉각, 청각 등 온 감각으로 느끼고 학습하고 판단하고 인지한다. 그중, 시각으로 보는 정보가 80%를 차지하게 되고 시각적으로 받아들인 정보는 '뇌'로 전달되는 것이다. 이렇게 시각적으로 많이 보여주고 눈을 움직이게 하는 것이 눈 운동이고, 이는 아이를 똑똑하게 만드는 지름길인 것이다.

이제부터는 두뇌 발달을 위한 것으로 생각해서 놀잇감을 제공했던 것을 '눈 운동'을 위한 놀잇감 제공이라는 것으로 생각을 바꾸어야 하지 않을까?

그렇게 되면 자연스레 아이의 두뇌 발달로 연결 짓게 되는 것이다. 우리는 시각적으로 알록달록 화려하고 예쁜 것을 아이들에게 제공해주려 한다. 또 아이들도 시각적으로 화려한 것을 좋아한다. 왜 그런다고 생각하나? 그것은 호기심 자극을 유발하기 위해서다. 즉 '뇌'가 반응하도록 유도해준다고 표현을 해도 과언이 아닐 것이다. 즉 눈을 많이 움직여보는 것은 '뇌'를 많이 사용한다는 말로 해석할 수 있으며 이것은 두뇌 발달에 도움이 되는 것으로 이해하면 좋을 것이다.

눈 운동에 익숙해 있는 아이는 집중력도 높아지는 것이고 이 능력을 다른 학습에서도 응용하여 유용하게 활용할 수 있는 것이다. 그래서 눈 운동이 우리 아이를 똑똑하게 만드는 것이다.

05

행복한 아이는 눈 건강도 좋다

만약 볼 수 없다면 어떨까?

얼마 전 '무엇'을 보게 되면 끔찍하게도 죽음에 이르게 되는 설정의 영화를 한 편 보게 되었다. 두 눈을 가리고 지옥 같은 상황에서 생활하면서도 두 아이를 끝까지 지키려는 엄마의 사투가 담긴 내용의 영화였다. 그 영화를 보는 내내 가슴이 답답하고 무서웠다. 정말 볼 수 없는 극한 상황이 오면 어떨까?

영화 감상 후 세상을 볼 수 있음에 감사했고, 세상에 아름답게 봐야 할 것이 무척 많았음을 알게 되고 건강한 두 눈으로 볼 수 있음에 감사했다. 그동안 아이들의 건강한 눈에 관심을 두다 보니 자연스럽게 아이들의 성격과 그 외적인 부분까지도 연결을 지어 생각하게 된다. 아무래도 오랜 시간 동안 유아 교육 관련 일을 해오고 수많은 아이를 접하다 보니 아이들의 성향 파악이 빠르게 된다.

대부분 시력이 안 좋은 아이들을 보면 심적 스트레스가 다른 친구들에 비해 많음을 알 수 있다. 체질적으로 약한 친구, 갑자기 성장하면서 시력이 떨어진 친구, 예민한 친구, 활동량이 적은 친구, 스트레스가 쌓인 친구 등 내향적 성격을 가진 아이들이 시력이 나쁜 경우가 조금 더 많았다.

그렇다고 내향적 아이들이 시력이 안 좋으니 행복하지 않다는 것은 아니다. 행복한 아이들은 활발한 활동 에너지를 갖고 있기에 스트레스를 받아도 놀이를 통해서 또는 취미 생활이나 운동을 통해서 등 나름의 방법으로 스트레스를 밖으로 표출할 줄 안다는 것이다.

아이가 시력이 안 좋아 자꾸 의기소침해지면 자기도 모르게 활동 범위가 줄어들기 때문에 자존감도 떨어지고 학습에도 영향을 주기 마련이다. 자존감 높은 아이는 스스로 행복하다고 느끼면서 적극적이고 긍정적으로 전반에 걸쳐 건강하다.

그렇다면 아이들의 행복은 무엇일까?

고등학교 상담실에서 근무하고 계신 지인을 아주 오랜만에 만났다. 서로의 안부를 물으며 이야기꽃을 피웠다. 몇 년 만에 만났어도 늘 반가운 사람이 있고, 세월이 흘렀어도 그 시절 좋은 모습으로만 상대를 기억하게 되는 것 같다. 중학교에서 오랫동안 상담 교사로 근무하다가 얼마 전부터는 고등학교 상담 선생님으로 근무하고 계신 지인이 아들의 안부를 물어보기에 대뜸 "일하는 것보다 자식 키우는 게 더 힘들어요."라고 말해 버렸다.

긍정적인 말만 해야 하거늘 나도 모르게 언니 같은 분이라 생각해서인지 부정적인 말을 해버리고 말았다.

"선생님, 지금도 매일 아들하고 언쟁하곤 해요. 초등학생 때부터 이러는데 중학교 가면 어쩌죠?"

"사춘기는 매 학년마다 있어요."

"네? 초등학생인데도 사춘기가 있다고요?"

"네. 중2만 사춘기가 오는 게 아니에요. 매년 사춘기라고 생각하는 게 편할 거예요. 유치원 때도, 초등학교 때도, 중학교 때도, 고등학교 때도, 대학 때도……. 결혼하면 그땐 어떨지……."

"진짜 매 학년마다 있다고요?" 그럼 어떻게 해야 하나요?"

"뭘 어떻게 해, 그 순간순간들을 사이좋게 잘 지내야죠. 이것도 '행복'이라 생각하면서요. 유 선생님은 행복한 아이가 어떤 아이를 이른다고 생각해요?"

"글쎄요……. 갑자기 물어보시니……. 그러고 보니 '행복한 아이'란 걸 생각해본 지 좀 오래된 것 같아요. 매일 먹고살기에 급급했어요."

"아이들이 학교 들어가서 성장하면서부터는 우리 부모나 아이들도 '행복'에 대해 잊고 살 때가 많은 것 같아요."

"부끄럽네요. 항상 내 입장만 생각해 '아이에게 부족하지 않게 난 잘하고 있다.'라고만 여기고 있었지, '아이가 어떻게 느끼고 있을까?'라는 생각은 안 했던 것 같아요."

"그래서 부모의 입장이 되어서 하는 대화나 소통이 아니고 아이의 입

장이 되어 소통하고 대화를 많이 하라는 거예요. 그리고 부부끼리 존중
해주는 모습도 중요한 것 같아요"

"저도 그런 이야기를 늘 듣고 하는 말인데……. 사실 쉽지 않아요."

"알아요, 저도 같아요. 그래도 늘 이런 생각을 하고 있으면 아이에게도
부부끼리도 함부로 하지 않게 되는 것 같아요. 가족이라고 해서 다 이해
해줄 거란 생각은 하지 말아요. 저는 요즘 가족을 귀한 손님처럼 대해 주
기로 생각했어요. 그래야 서로 존중하고 상대방의 입장이 되어 생각하고
배려하려는 행동이 나오더라구요. 어떤 문제로든 상담실에 온 아이들과
이야기하다 보면 결국엔 저 깊은 곳 '가정'이라는 것에 도달하게 되더라
고요."

상담 교사로 근무하시는 선생님과 이야기를 나누다 보니 나 또한 스스
로 문제의 실마리를 찾을 수 있었다. 아이들도 나처럼 부모와 많은 이야
기를 하면서 스스로 문제를 극복해나가고 자아 성립이 되지 않을까?

초등학교 3학년만 되어도 이제는 부모의 개입보단 아이 스스로 판단
하고 행동할 기회를 자주 주는 것이 옳다고 본다. 하지만 취학 전과 초등
저학년 까지는 지속적인 부모의 관심과 보살핌이 필요하다.

이 시기에 몸과 정신적으로 건강하게 잘 자랄 수 있도록 부모가 관심을 가져야 할 때. 우리는 '아직 어리니까', '크면서 잘 하겠지', '굳이 그런게 필요해? 아직은 괜찮은데?'라고 부모가 판단하고 결정할 때가 많다.

때로는 부모의 잘못된 판단이 아이의 건강과 미래를 위해서 도움이 되지 않는다는 것을 염두에 두고 판단하자.

스트레스는 만병의 원인이다. 스트레스를 받을 경우, 면역력을 감소시킬 수 있는 요소가 아이 심신 건강에 영향을 주게 되니 아이가 스스로 행복하다고 느끼도록 우리 아이들을 존중해주자. 우리 아이들을 몸과 마음이 건강한 아이로 키우자. 몸이 건강하면 눈도 건강해지고 뇌도 건강해질 것이다.

시력 UP

맑은 시력 지켜주는 어린이 눈 관리 프로젝트

3장

눈 운동 으로 시력 UP

01

'눈' 운동을 한다고?

뼈 안에 있는 눈(안구)이 운동한다는 것이 어떻게 가능할까?

홀라후프는 복부(내장) 운동을 할 수 있는 운동으로 우리가 손쉽게 할 수 있어서 다이어트나 허리의 유연성을 기르고 허리 관절 운동을 위해서 일반적으로 많이 하고 있다.

그렇다면 '눈 운동'도 할 수 있지 않을까? 복부(내장) 운동을 홀라후프로 하는 것처럼, 뼈 안에 보호를 받는 '눈'도 근육으로 잡아주고 있다고 하는데 그럼 눈 운동이 가능하지 않을까?

우리 '눈'은 근육 조직으로 둘러싸여 있다. 눈 근육 조절 작용으로 눈의 외부에 붙어 있는 '외안근'과 눈의 안쪽에 있는 '모양체(내안근)'인 6개의 근육 조직이 눈(안구)을 잡아주고 있다고 한다. 이 기능들이 제 역할을 잘할 수 있도록 관리해주는 것을 '눈 운동'이라고 하는 것이다.

해외 선진국은 대체의학이 일반화되어 있어 예전부터 시 기능, 시 지각 훈련을 할 수 있는 '비전 테라피'라는 '눈 운동' 훈련법을 실행하고 있다. 이 훈련은 시 기능과 시 지각에 관련된 문제점들을 치료하고 그와 관련된 증상들을 완화하는 것이다. 꾸준한 운동과 훈련을 통해 완치하고 개선된 사례들이 많기에 해외에서는 오래전부터 실행하고 연구되어오고 있다.

처음 '눈 운동'을 알게 되었을 때 '눈(안구) 운동이 있다고? 어떻게 눈 (안구) 운동을 해?' 하며 말을 생소하게 받아들였다. 우리 가족은 시력이 나쁘지 않다 보니 '눈 건강'에 대해선 별로 신경을 쓰지 않았고, 다른 건강 정보보다 덜 중요하게 생각하며 귀담아듣지 않았던 터였다. 그러던 중 '모겐VR'을 접하게 되었다. '모겐VR'은 3D 이미지를 통해 안구를 움직이는 운동법이다.

"이것으로 눈 운동이 된다고?"

순간 요즘 아이들의 모습이 스쳐지나갔다. 아이들과 함께 식당에 온 가족은 으레 태블릿이나 스마트폰을 아이 앞에 세워놓고 영상을 보여 주며 식사를 한다. 병원이나 차 안에서, 학습할 때나 놀이 활동을 할 때도 마찬가지다. 언제 어디서든 영상을 보며 자라는 아이들. 바깥 활동보단 점점 심해지는 황사와 미세먼지로 실내 생활이 많아진 아이들.

불과 몇 년 전만 해도 공부를 잘하는 아이들이 안경을 쓰고 다닌다는 인식에서 요즘 안경 쓴 아이들은 게임을 많이 하는 아이라는 인식으로 바뀌었다. 어릴 때 관리만 잘해도 평생 좋은 시력을 유지하며 지낼 수 있다고 하는데…….

이때부터 '눈 건강'에 관심이 가기 시작했다. 이 시대에 꼭 필요한 운동이라 생각했기 때문이다. 우리가 운동하면 몸이 건강해진다는 것은 누구나 다 아는 사실이다. 눈도 운동으로 관리해주어 눈의 기능을 강화해 눈 건강이 좋아진다는 것을 알아야 한다.

특히나 성장기 때 시력이 멈추기 때문에 만 3세부터 만 9세경, 이 시기에 '눈 운동' 습관을 기르게 해 더는 굴절 이상으로 갑자기 시력이 저하되지 않도록 주의하자.

어린 시절 TV에서 연예인이 눈동자를 굴리는 코미디 프로그램이 있었다. 그 모습이 재미있어 그분의 그런 모습을 보며 웃고 따라 했던 기억이 난다. 그런데 지금 생각해보니 그것이 눈 건강을 위해서 얼마나 좋았던 운동이었는지 알게 되었다.

"선생님, 우리 반 아이들이 제가 '눈 운동' 하러 간다고 하면 '그게 뭐야? 어떻게 하는 건데?' 하면서 다 물어요."
"친구들이 B가 눈 운동하는 게 생소하게 들려서 그럴 거야."
"우리 반에 나 말고 안경 쓴 친구가 5명이나 더 있어서 제가 애들한테 '눈 운동'을 해보라고 했는데 별로 좋아지지 않을 거래요."

"친구들은 아직 눈 운동을 안 해봤고, 경험이 없어서 그렇게 말할 수 있어. 네가 생각하기에 눈 운동 하는 것은 어떤 것 같아?"

"저는 효과가 있는 것 같은데요. 몇 단계씩 떨어지는 게 요즘은 그대로잖아요."라고 말하며 B는 얼굴에 웃음을 띠고 스스로 뿌듯해했다.

B도 처음에는 매일 눈 운동을 한다는 것이 부담스럽고 힘들었다고 한다. 하지만 두 달 정도 되니까 학교에서 쉬는 시간에 자기도 모르게 안구 움직이는 운동을 하게 된다고 했다. 고개도 동그라미 모양으로 돌리면서 스트레칭도 하고, 교실 칠판을 보며 초점 맞추거나 눈 주변을 눌러 눈 마사지도 하고 나면 확실히 기분도 눈도 맑아지는 느낌이라고 했다.

E군은 사시로 인해 약시가 있는 상태였다. E군의 엄마는 어릴 적 사시 수술을 했음에도 몇 년이 흘러 아이 눈이 다시 원상태로 돌아가는 것을 안타까워했다. 그래서 약해진 눈 근육의 운동을 하면서 사시가 되는 경우를 막으려고 시작했다. 이때 E군의 시력은 우안(오른쪽) 0.5이고 좌안(왼쪽) 1.2이었다.

3개월 정도 눈 운동을 하고 다시 시력 체크를 했을 때 우안(오른쪽) 1.2

이고 좌안(왼쪽) 1.5까지 올라갔던 것을 보았다. 시력이 좋았던 눈은 더 시력이 향상되었고, 약했던 시력도 개선되어가는 과정을 보면서 정말 '눈 운동이 되는구나' 하는 것을 경험하게 되었다.

우리가 트레이닝 운동을 할 때도 최소 6개월은 진행을 한 뒤에 몸의 변화를 느낄 수 있다. 하물며 눈 운동은 더 인내를 갖고 꾸준하게 진행했을 때 그 반응이 나타나는 것 같다.

아이와 수시로 할 수 있는 간단한 '눈 운동'을 익혀보자. 외출 시 어쩔 수 없이 아이에게 영상물을 보여주었다면 한곳을 응시해서 긴장되었을 아이의 눈 근육을 풀어주자.

지금 소개하는 운동은 언제, 어디서든 할 수 있는 것으로 꼭 활용하기를 권한다.

▶ 눈 운동 시계 놀이

① (입으로) 똑딱 똑딱 똑딱 똑딱   3시 땡! 땡! 땡!

② (입으로) 똑딱 똑딱 똑딱 똑딱　　6시 땡! 땡! 땡

③ (입으로) 똑딱 똑딱 똑딱 똑딱　　9시 땡! 땡! 땡!

④ (입으로) 똑딱 똑딱 똑딱 똑딱　　12시 땡! 땡! 땡!

※ 위와 같은 방법을 3~5번 한다.

"똑딱 똑딱~ 입으로 소리 내다가 엄마가 시간 방향을 말하면 고개는 움직이지 않고, '눈동자'만 3시, 6시, 9시, 12시 방향으로 움직이는 놀이야. 할 수 있겠지? 그럼 시작해 보자!"

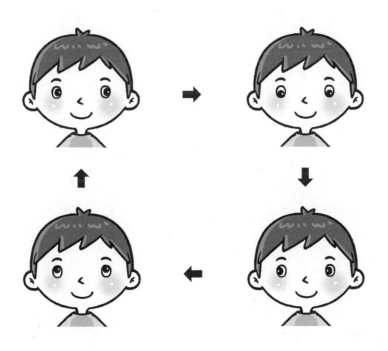

'눈' 운동을 한다고?

나빠질 수밖에 없는 디지털 네이티브 세대인 우리 아이들. 이제 '눈 운동'은 선택이 되어서는 안 된다. 우리 아이 시력은 건강할 때 관리하고 지켜줘야 한다.

02

왜 눈 운동을 할까?

눈 운동을 해야 하는 이유를 굳이 생각해본다면, 우리가 달리기 운동을 하면 폐와 심장 기능이 좋아지고, 근력(웨이트) 운동을 하면 근육의 힘이 길러지고, 스트레칭을 하면 몸의 유연성이 좋아지는 것처럼 '눈 운동'을 하면 눈 건강에 도움을 주기에 하는 것이다. 그리고 가장 중요한 이유는 앞에서도 이야기했듯이 성장기 시력이 '평생 시력'이 될 수 있기 때문이다.

지금 우리 아이들 하나하나의 생활 습관이 아이의 '눈 건강'에 영향을 미치고 있다는 것을 부모님들은 인식해야 한다. 공부 습관, 독서 습관, 태블릿 보는 습관, 게임 습관, TV 시청 습관, 놀이 습관, 취침 습관, 실내 놀이 습관 등 무심코 지나쳤던 그 행동들이 우리 아이의 눈 건강에 영향을 주고 있다는 것이다.

우리 신체의 각 기관의 명칭과 담당 기능 중에서도 특히 '눈'은 부위 별 이름과 역할 부분이 생소하고 어렵다.

그냥 단순하게 우리가 눈 기능에 관해 알고 있는 지식은 '카메라의 기능과 비슷한 역할을 한다.'라는 정도의 상식선인 것 같다.

우리 눈은 '공막(강막)'에 둘러싸인 흰자와 검은 눈동자를 덮고 있는 '결막', '홍채'와 '동공'을 보호하는 '각막'까지 이렇게 '막'으로 둘러싸여 있다.

우리가 사물을 '보았다', '보인다'라고 인식하는 과정은, 우선 1차로 빛이 '각막'에서 굴절된 다음, 2차로 '수정체'에 굴절되어 '망막'이라는 부분에 상이 맺히고, '황반'에서 어떠한 색으로 구분되어 받아진 이미지가 시신경을 통해 '뇌'로 전달되고 판단해서 표출되는 것이다.

그래서 우리는 '보았다', '보인다' 등으로 판단하고 표현하게 되는 것이다. 그리고 이 '보인다'라는 과정을 위해서 우리 '눈'이 기능을 발휘할 수 있도록 눈 주변을 둘러싼 6개의 근육과 시신경, 자율신경 등의 영향을 받는 것이다.

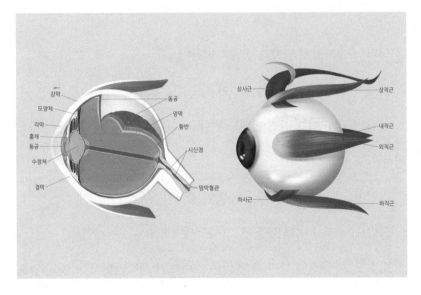

〈눈의 구조와 근육〉

이웃에 살던 J가 생각난다. J는 당시 초등학교 3학년 때에 '눈 운동'을 시작했다. J는 약시, 근시로 다섯 살 때부터 안경을 쓰고 생활했고, 대학병원에도 주기적으로 다니며 치료를 받고 있었다. J는 '모겐VR' 체험단

모집에 신청해서 '눈 운동'을 시작했다.

　2개월 차에 들어서면서 안경도 벗고 시력도 개선되었다. J가 눈 운동을 시작하고 정확히 49일이 지났을 때 안경을 벗고 다니게 된 것이다. J의 엄마에게 전화가 걸려왔다.

　"언니, J 정기검진 일이라 병원 다녀왔어요."
　"그런데 병원에서 무슨 일 있었어요?"
　"언니! 우리 J 이제 안경 벗어도 된다고 하네요. 그래서 어제 병원 나오면서 안경 벗고 나왔어요."
　"정말이요? J 엄마 축하해. J도 많이 좋아하죠?"
　"그럼요. 우리 J 이제 '똘똘이 스머프' 캐릭터에서 벗어났어요."
　"호호호, 아쉽네, J 하면 딱 '똘똘이 스머프'가 생각났는데, 안경 벗었으니 더 스마트해 보이겠다."
　"언니, 정말 눈 운동 효과 덕이었을까요?"
　"3개월 전에 병원에 갔을 때만 해도 내년 여름까지 꾸준하게 치료하면 그때쯤에는 안경 벗는 것을 생각해볼 수 있다고 했는데 이렇게 빨리 벗게 되니……. 저도 어리둥절해요."

라고 반신반의하며 말하는 것이었다.

그리고 며칠이 지나서 다시 J 엄마에게서 전화가 다시 걸려왔다.

"언니, 제가 곰곰이 생각해 봤어요."

"뭘 곰곰이 생각했다는 거예요?"

"우리 J가 안경을 벗게 된 이유를요. 몇 개월에 한 번씩 대학병원 예약 해놓고 가는 것도 보통 일이 아니었는데, 이렇게 J가 진짜 안경을 벗고 생활하니 지금까지도 실감이 나질 않아요." 하며 멋쩍게 웃었다. 그러면 서 덧붙였다.

"J가 눈 운동을 하기 시작하면서부터는 정말 내가 시키지도 않았는데 잠자기 전에 스스로 눈에 따뜻하게 찜질 팩 올려놓고, 눈 마사지도 하면 서 관리를 했어요. 한편으론 기특했고 한편으론 며칠 저러다 말겠지 했 는데……. 돌이켜 생각해보니 거의 매일 했던 것 같아요."

"와! J 진짜 대견하네. 엄마가 챙겨줘도 그렇게 열심히 운동하지 못했 을 텐데."

"엊그제 지나가는 말로 자기 안경 쓰는 거 싫었대요."

"그래? 어려서부터 써서 익숙해졌다고 했는데……."

"네 언니, 저도 별다른 말이 없어 그런 줄 알았는데……. 유치원 때도 학교에서도 불편했대요. 아이들하고 놀이할 때도 친구랑 부딪혀 안경을 부러뜨리게 될까 봐 늘 걱정이어서 맘껏 장난치며 놀아보지 못했다고 하네요.……." 하며 울먹이며 말했다.

"언니, 전 그런 줄도 모르고 안경을 무슨 옷 사는 것처럼 계절별로 색깔별로 사줬어요.…….내가 아이 마음을 너무 몰랐었나 봐요."

"J 엄마, 너무 속상해 말아요. 이제라도 J가 맘 편하게 하고 싶은 운동이랑 놀이를 맘껏 할 수 있으니 얼마나 다행이야."

"네, 맞아요. 그래서 J가 내가 말하지 않아도 스스로 알아서 눈 마사지도 하고 눈 운동도 했나 봐요. 언니 고마워요. 언니 덕분에 새로운 걸 알고 또 우리 J 눈 건강도 회복되어서 정말 좋아요."

"나도 보람되고 너무 좋아요. J를 보고 나도 확신이 서네. 그리고 앞으로가 더 중요하니 영양도 챙기고 건강 관리에 더 신경 써야 할 것 같아요."

"네 언니, 정말 고맙고 나중에 제 도움이 필요하면 말씀하세요. 우리 J 아빠는 J가 안경 벗은 거 보고는 '눈 운동'에 확신이 생겼다면서 회사 퇴사하고 '모겐아이' 체인점 사업 한다고까지 하네요. 호호호."

현재 J는 초등학생으로 건강하게 잘 성장하고 있다. 얼마 전 인근으로 이사를 해서 안부 차 전화통화를 했더니 그 후론 안경은 다시 쓰지 않았고 시력도 1.0~1.2를 유지하며 지내고 있다고 한다. 지금도 눈이 피곤해질 때는 자기 전 모겐에서 제공해 받았던 '황토 눈 찜질' 주머니를 따뜻하게 해서 눈 주변에 올려놓고, 눈 마사지도 수시로 한다고 했다.

아이 스스로가 학원이든 학교에서든 집에서든 알아서 눈 마사지도 하고 스트레칭을 하니 좋은 습관을 갖게 되어서 좋다고 했다. 그리고 늘 그 아이의 이미지를 대표했던 '똘똘이 스머프'에서 스마트한 '송중기' 이미지로 변신했고 운동에 관심을 보이기 시작했다고 했다. 전에는 악기와 보드게임을 좋아했다면 지금은 활동적인 놀이와 운동에 더 관심을 보이고 활동하다 보니 성격도 더 많이 활발해져서 감당하기 힘든(?) 건강한 아들로 변해가고 있다는 농담을 한다. 이처럼 '눈 운동'이 한 아이의 성격과 성향을 완전히 바꿔놓았다.

우리는 아이에게 좋은 습관을 길러주어야 한다.

2020년 12월 통계청이 발표한 '2019년 생명표'에 따르면 2019년 출생

아의 기대수명은 평균 83.3년으로 집계됐다고 한다.

'우리는 왜 눈 운동에 신경 써야 할까?'라고 물으면 어릴 적 시력이 성인까지 이어지고, 성인이 되어서도 오래오래 건강한 눈을 가지고 살아야 하기 때문이라고 답하겠다. 눈 운동도 다른 운동과 마찬가지로 평생 할 수 있도록 습관을 길러주어야 하기 때문이다. "세 살 버릇 여든까지 간다."라는 말처럼 어려서부터 좋은 인성, 좋은 습관 길러주기를 염려하고 교육한다. 그렇다면 이제는 인성과 공부 습관 길들이기에 앞서 먼저 '눈 운동' 습관을 기르게 해주어 아이들이 평생 오랫동안 건강한 눈으로 세상을 바라보고 잘 살기를 바란다.

'눈 건강을 위해 눈 운동하자!'라는 말이 이제는 생소하게 들리지 않도록 말이다.

03

시력 좋아지는 아이(eye) 근육 운동

"미선아, 놀자!"

"미선이 집에 없다. 아까 수연이랑 고무줄 한다고 나갔다."

"어디로 갔어요?"

"모르겠는데, 동네 어디에서 놀고 있겠지."

"네, 안녕히 계세요."

"영희야, 미선이 만나면 저녁 먹게 빨리 들어오라고 해."

"네."

어린 시절 친구 집에 다니면서 "친구야 놀자!" 하며 그 집 대문 앞에서 친구의 이름을 부르던 때가 생각이 난다. 학교가 끝나면 책가방만 집에 휙~하니 던져놓고, 친구들과 동네 골목이며, 공터며, 온 동네를 다니며 신나게 놀았다. 해가 뉘엿뉘엿 져가고 여기저기서 아이들 이름을 부르는 소리에 하나, 둘, 집으로 향했던 그때는 그렇게 눈이 나빴던 친구들도 많지 않았던 것 같다.

그 시절은 근거리 생활이 아닌, 밖에서 종일 노는 것이 일이었고, 그러다 보니 자연스럽게 면역력도 높아지고 눈 운동도 되었을 거다. 우리 시대 안경 쓴 친구들은 정말로 공부를 잘했던 아이들이었다. 그때는 책을 많이 읽고 공부를 많이 하는 사람들은 다 안경을 쓰는 줄 알았다.

요즘 우리 아이들은 밖에서 노는 시간이 총 몇 시간이나 될까? 매일 같이 밖에서 2~3시간씩 놀고 들어가는 아이들이 과연 몇 명이나 될까?

유치원이나 어린이집에서는 하루의 일과 중 매일 30분~1시간 정도 바깥 놀이를 꼭 하도록 표준 보육 과정 규정에 있다. 그러나 오히려 '왜 바깥 놀이를 꼭 해야 하나요?'라고 묻는 부모들도 있다. 요즘 황사와 미세먼지가 심하니 이렇게 묻는 엄마들의 마음도 이해는 간다.

황사와 미세먼지로 인해서 자꾸만 야외 활동이 줄어들고 있다 보니 실내 생활이 많아진다. 그러다 보니 자연스레 멀리 보며 활동하는 범위가 줄어드니 눈의 기능도 떨어지는 것이 사실이다. 우리의 몸은 자연치유 기능도 있지만 사용하지 않게 되면 퇴화하는 기능도 갖고 있다.

자꾸만 근거리만 보고 생활하며 활동하다 보면 당연히 멀리 볼 기회가 점차 줄어드니 눈의 기능이 떨어지는 것이 어찌 보면 자연스러운 건지도 모르겠다. 그래서 이제는 의식적으로라도 '눈 운동'을 해야만 하는 것이다.

우리 어른들이 운동을 하기 위해 트레이닝 센터를 찾는 것처럼 어쩌면 우리 아이들도 눈 건강을 위해선 눈 운동 센터가 필요할 수도 있을 것이다. 그 이유는 눈에도 근육이 있기 때문이다.

'눈 근육이 있다고?'

우리 눈 근육은 '수정체'의 두께를 조절해 주는 '모양체근(섬모체근)'과 빛 조절을 담당하는 '홍채 괄약근'이 있고, 눈알(안구)을 잡아주고 있는 6개(외안근)의 눈 근육이 있다.

가까운 곳을 볼 때와 먼 곳을 볼 때 '수정체'의 모양도 통통하거나 얇아지는 변화를 나타내는데 모양체 근육의 영향을 받으므로 집중해서 한곳을 응시하는 활동을 했거나, 작은 블록을 끼어 맞추며 놀이하거나, 고개 숙여 동화책을 여러 권을 한자리에서 읽었다면 의식적으로라도 고개를 들고 정면을 바라봐야 한다.

그리고 주먹 쥐고 엄지손을 세워 팔을 앞으로 쭉 내밀며 엄지손톱을 본다.

이런 활동을 여러 번 반복하여 '모양체' 원근 운동을 해서 긴장감을 풀어주어 초점을 잘 맞출 수 있게 돕는 눈 관리가 필요하겠다.

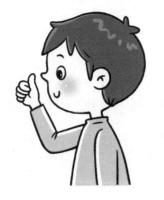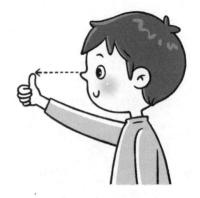

또한, 홍채 운동을 위한 명암 운동도 다음처럼 해보도록 하자. 종이컵 2개를 이용하여 망원경처럼 두 눈을 가리고 '무궁화 꽃이 피었습니다.' 하고 컵을 눈에서 떼어낸다. (손으로 가려도 무방하다.)

이 운동 놀이는 빛의 조절력을 기르게 해주는 '홍채 명암 운동'으로 홍채가 열리고 닫히는 과정을 반복함으로써 홍채의 기능을 좋게 만들어 시력 개선에 도움을 주는 운동법이다.

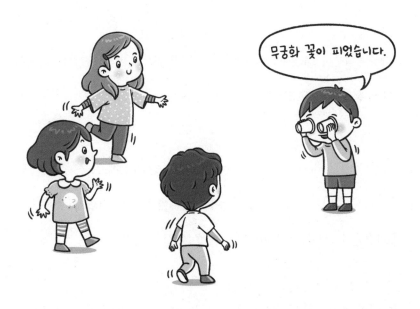

6개(외안근)의 눈 근육이 있는데, 경직된 눈 근육을 풀어주기 위해서는

눈알을 움직여주는 운동법이 좋다고 한다. 눈 근육이 경직되고 약해지면 제 기능을 하지 못하기 때문에 눈 근육이 좋아지도록 눈을 자주 움직여 줘야 한다.

이혁재 한의학 박사는 저서 『습관만 잡아도 시력이 좋아진다』에서 눈 근육이 좋아지면 눈 근육이 눈알의 모양을 물체가 잘 보이는 쪽으로 유도하고 수정체의 모양도 시력이 좋아지는 방향으로 만들어주기 때문에 6개의 눈 근육 운동은 매우 중요하다 했다.

일상에서 눈알을 움직일 수 있는 운동 방법으로 먼저 정면을 보면서 고개는 움직이지 않고 눈알만 움직이기를 한다.

예를 들어 '올라간 눈, 내려온 눈 빙글빙글 돌려서 예쁜 눈.' 하면서 눈 알을 가사에 맞도록 움직여본다. 이런 놀이를 수시로 하면서 경직된 눈 의 긴장을 완화해주는 것이, 습관처럼 이뤄질 수 있도록 하는 것이다.

아이가 좋아하는 노래에 눈알 움직이기를 해도 무방하다. 흥겹게 아이 와 노래를 부르며, 리듬 따라 눈알을 움직이면 되는 것이다.

〈고개는 움직이지 않고 눈동자로만 따라해보세요〉

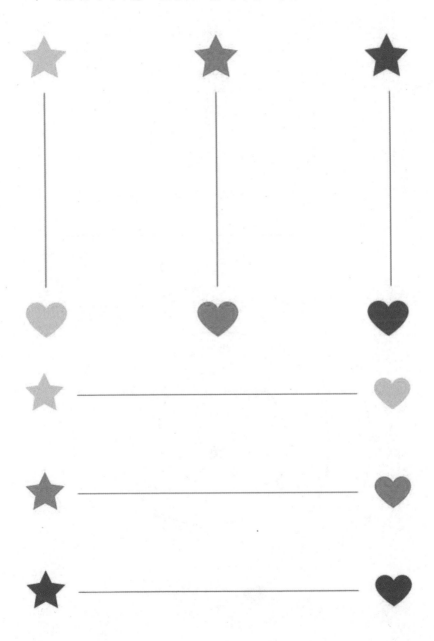

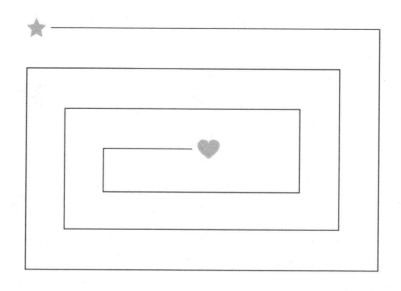

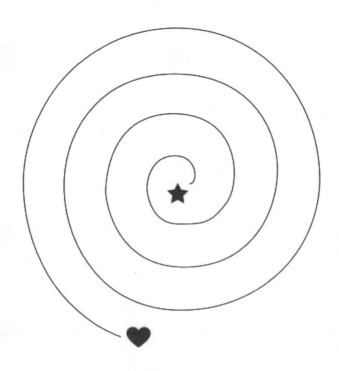

이 외에도 눈을 깜박이는 데에는 '안륜근'의 움직임이 필요한데, 이를 활성화해서 각막이 건조해지지 않도록 이쪽 근육을 마사지해주는 운동법도 중요하다고 보면 된다. 이 운동을 위해서는 '윙크' 놀이를 자주 해주면 좋다. 오른쪽 왼쪽 눈을 한 번씩 번갈아가며 윙크하듯 깜박여주어 '안륜근'을 활성화해주는 것이 '눈 건강' 운동이다.

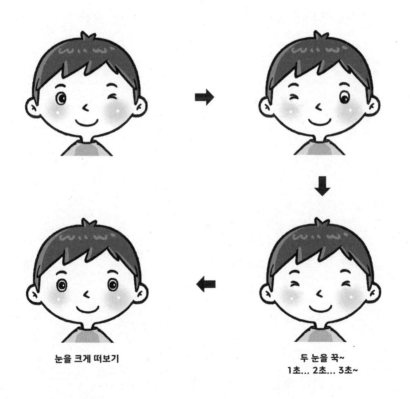

눈을 크게 떠보기

두 눈을 꾹~
1초... 2초... 3초~

앞에서 소개한 몇 가지 방법들은 언제, 어디서든 시간과 장소에 구애 받지 않으며, 아이와 함께 할 수 있는 '눈 운동'이다.

지금도 책을 읽으면서 긴장하고 있는 '눈'을 풀어보자. 그리고 내 아이 에게도 실행해보자. 앞으로는 시력 좋아지는 '눈 근육 운동'을 통해서 더 욱 건강한 시력을 갖고 살아가길 바란다. 우리 아이들을 위해 눈 근육 운 동을 지금 당장 실천해봄으로써 모두 건강한 눈을 갖고 어린 시절을 잘 보내어 성인이 되어서도 건강한 시력으로 잘 지내기를 바란다.

04

언제 어디서든 할 수 있는 눈 운동

생각해보면 언제 어디서든 할 수 있는 간단한 운동과 스트레칭은 참 많다. '운동'이라는 것을, 우리가 몰라서 하지 못하고 있는 것일까?

아이를 어느 정도 키우고 하는 일도 조금의 여유가 생기니 마음에 여유가 생겨서인지 '운동을 해야 한다.'라는 생각을 했다.

워낙에 움직이는 것을 싫어하다 보니 이사 온 지 6년이 지나도록 집 앞

공원조차 가보질 않았다. 둘레길 조성이 잘되어 있어서 주말이면 외지에서 공원 탐방을 올 정도로 아름답게 가꾸어진 곳이었는데…….

신체 나이는 세월이 흐르는 대로 티가 난다. 자꾸만 이곳저곳 이유 없이 아픈 곳이 생긴다. 운동해야겠다는 생각이 들었고, '몸을 많이 움직이지 않고도 할 수 있는 운동이 뭘까?' 생각하다 '요가'가 떠올랐다.

마침 인근 문화센터에서 요가 프로그램을 진행하고 있었다. 아이를 어린이집에 보내놓고 대충 집안일을 해놓으면 9시 30분 정도, 10시까지 문화센터에서 하는 요가 프로그램에 참여할 수 있는 시간이었다. 늘 그렇듯이 처음 시작은 오로지 '요가'에 대한 생각이었다.

서둘러 문화센터에 가서 스트레칭을 하고 1시간 동안 강사님의 지도로 요가를 마치고 나면 기분도 상쾌해지고 좋았다. 이렇게 일주일이 지나고 이 주일이 되면서부터는 왜 꼭 요가를 하러 갈 시간에 일이 생기고 약속이 잡히던지…. '오늘 못 했으니 오후에 집에서 혼자 할 수 있어.'라고 나 자신에게 합리화를 시킨다. 이렇게 한 번, 두 번 요가를 거르는가 싶더니 결국 6개월을 채우지 못하고 재수강을 안 하게 되었다.

운동해보면 어느 시점에서 꼭 '변곡점'에 머무를 때가 있다. 그 단계를 거치고 나면 또 몇 달은 이어갈 수 있는데 꼭 그 시점이 문제가 된다.

'눈 운동'을 했던 그동안의 경우를 살펴보면 처음 시작은 부모와 아이 모두 '눈 운동'에 대한 호기심과 기대를 하고 시작한다. 특히 '눈' 같은 경우는 겉으로 드러나 보이는 근력 운동이 아니다 보니 '이게 진짜 운동이 되는 걸까?' 하는 생각을 많이 하는 것 같다. 그러다가 한 번 거르고 두 번 거르다 보면 다시 일상으로 되돌아간다.

'눈 운동'이라고 하면 거창하게 생각할 수도 있겠지만 사실 대단하고 거창한 것은 아닌 것 같다. 단지 일상생활에서 잊지 않고 꾸준하게 오랜 시간을 했을 때 효과가 나타난다.

모든 운동이 다 똑같지 않은가. 공부도 그렇다. 오랜 시간 장기간을 해야 운동의 효과를 볼 수 있는 것은 비단 '눈 운동'뿐만 아니라 모든 생활이 같을 것으로 생각한다.

무엇이든지 생각의 차이에서 비롯되는 것 같다. 생각한 것을 실천하고 꾸준하게 진행하다 보면 분명 좋은 성과가 있기 마련이다. 하지만 우리는 그 시간을 참고 인내해야 하는 것이 늘 부족하다. 편리함에 익숙한 생활을 하다 보니 무엇인가를 개선하기 위해서 시간과 노력을 들이는 것보단 '결과'가 빨리 나타나기만을 바란다.

눈 운동을 하던 아이들의 부모들 중 몇 명의 부모들은 단시간에 시력에 큰 변화가 없으면 학원 다닐 시간이 부족하다는 이유로 쉽게 포기하는 것이 안타까웠다.

지금부터는 어렵지 않게 집에서 또는 실내에서 할 수 있는 '원근 운동'을 소개하고자 한다. 이 운동들 또한 평소에 양치 습관처럼 꾸준하게 해보기를 권한다. 몇 번의 행동으로 좋아질 거라는 기대는 버리고 습관처럼 할 수 있도록 몸에 익혀야 한다.

먼저 거실 창문 한쪽 그러니까 내 시선, 아이 시선이 머무를 수 있는 곳에 스티커를 하나 붙여놓자. 원형으로 된 스티커도 좋고 일반 캐릭터 스티커도 괜찮다. 아니면 유리에 붙이는 게 싫을 수도 있다면 시선에 맞게 인형이나 물건을 세워놓으면 된다.

무조건 멀리 보라고 하면 어디로 봐야 할지 아이들은 잘 모른다. 그러니 아이의 시선이 닿는 곳, 최대한 먼 곳에 한 지점을 선택해준다.

"K가 고개를 숙이지 않고 창문 밖을 봤을 때 정면으로 보면 뭐가 보이지?"

"'moken(모겐)' 회사 건물."

"그럼 지금부터 엄마 따라서 고개는 움직이지 않고 눈으로만 보는 놀이를 해보자."

"moken(모겐) 회사 글씨 중 'm' 자 글씨를 보면서 속마음으로 다섯까지 세어 보는 거야."

"그리고 우리 집과 가까운 곳을 바라보고 또 속마음으로 다섯 정도 세어 보고, 이번에는 moken(모겐)의 'o'를 보면서, 하나, 둘, 셋, 넷, 다섯."

이렇게 아이와 거실 창 앞에 서서, 우리 집 앞에서 먼 곳과 가까운 곳을 교차하면서 보는 것만으로도 원근 초점 운동이 되는 것이다.

이 방법을 하루에도 수시로 해주면 긴장되어 경직된 눈 근육을 이완해주고 눈의 초점 맞추기에 훨씬 더 좋은 영향을 줄 수 있다.

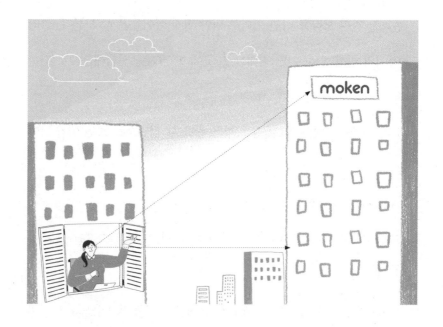

　요즘은 대중교통을 이용해 이동하는 것보단 자가용으로 이동하는 경우가 많다. 이때도 차를 타고 이동을 할 때 스마트폰을 보는 것이 아니라 창밖의 풍경을 눈으로 보면서 이동하도록 해보자. 아이들이 처음 글씨를 읽기 시작할 때는 길거리 간판 글씨는 눈에 띄는 대로 읽어보게 했던 것 같다.

"K야, 저기 뭐라고 쓰여 있어?"

"'국수'할 때 '국'"

"그렇지 '국수'라고 말할 때 '국', '약국'이지. 아이고, 잘 읽네."

눈 운동도 마찬가지로 길거리를 다니면서 수시로 할 수 있다.

차를 타고 이동할 때 고개를 들고 창밖을 본다. 고개를 뒤로 젖히지 않게 주의하고, 눈으로만 움직인다. 눈앞에 있는 차를 한 번 보고, 하늘 한 번 보고, 차를 한 번 보고, 하늘 한 번 보고…… 최대한 눈알을 굴려주는 것이 바로 '눈 운동'이다.

눈으로 하늘 보고(1.2.3초) ⇒ 코끝 보고(1.2.3초) ⇒ 오른쪽 보고 (1.2.3초) ⇒ 코끝 보고(1.2.3초) ⇒ 왼쪽 보고(1.2.3초) ⇒ 코끝 보고(1.2.3초)

고개는 움직이지 않고, 눈동자만 움직이며 반복해서 수시로 하면 생활 속 '눈 운동'이 되는 것이다.

우리는 아이들이 자랄 때 꼭 식사 후 하루 세 번 양치하는 습관을 어려서부터 길러주고 있다. 어쩌다 아이가 양치질하지 못하고 잠들어버리면 자는 아이를 깨워서까지 양치를 시키든지, 더 어려서는 엄마가 손가락을 넣어서까지 양치를 시키며 키운다. 왜냐하면, 아이가 충치가 생기면 어떻게 될지 알고 있기 때문이다. 충치로 인해 아이가 아파할 것도 염려가 되고 그로 인해 발생하는 손실도 있기에 우리는 아이의 치아 관리를 위해서 어려서부터 음식과 청결로 습관을 바로잡아주려고 무던히 노력한다.

그런데 '눈 건강'은 왜 이리도 무심히 지나가고 막상 아이가 시력이 떨어졌을 때 보완책으로 안경이나 렌즈에 의존하는 것으로 대신하려고만 하는지 모르겠다.

언제 어디서든 할 수 있는 1분, 2분, 3분 눈 운동은 정말 많다. 이제는 '눈 운동' 시대이다. 우리 부모들이 조금만 신경 쓰면 사랑하는 내 아이가 '건강한 눈'을 가진 사람으로 성장하고 생활할 수 있다.

눈 운동으로 시력 UP

"엄마, J 안경 벗고 다니는 거 알지? 눈 운동 열심히 따라 했더니 진짜 눈이 좋아졌다고 친구들한테 말하고 다녀."

학교에서 돌아온 아들이 들떠서 안경을 벗고 생활하는 같은 학교 친구 J 이야기를 한다.

'눈 운동'이라는 것이 대부분 낯설고 생소하기에 '정말 눈 운동이 효과가 있을까?' 하고 생각하는 게 일반적이다. 그러나 눈 운동의 효과성을 입증하는 연구물들을 찾아보면 많이 찾아볼 수 있다.

그 중 「율동적 시력강화운동이 초등학교 저학년생의 시력, 굴절이상, 눈의 피로감에 미치는 효과」를 주제로 한 초등학교 보건 선생님의 연구 사례가 있었다.

경상남도 지역 2개교 초등학교 1, 2, 3학년 학생 중에서 '학교보건법'에 의해 매년 실시되는 정규 '신체검사' 결과 시력이 0.6~1.0 학생 중 36명을 선정하여(안과 질환이 있거나 안경을 착용하고 있는 학생은 연구 대상에서 제외) 호흡과 어깨, 이마, 머리 지압과 두드리기, 눈 깜박이기, 안구 운동(원근 응시) 등을 음악에 맞추어 매일 3교시 수업 시작 전에 5분씩 실시하였고, 연구자와 함께 운동하지 못한 날에도 하루 2회 이상 스스로 실천하고 생활화하도록 하였다고 한다. '시력 강화 운동을 받은 실험군'과 '시력 강화 운동을 받지 않은 대조군'으로 나누어 진행한 결과 "굴절상의 문제에서 두 그룹이 크게 영향을 나타내지는 않았지만, 시력 향상에 있어서는 '시력 강화 운동을 받은 실험군'들의 시력이 향상된 결과를 보였다."라고 하였다.

또한, 용봉중학교에서 학생 시력 저하 예방을 위해 전 학년을 대상으로 '안구 운동과 눈의 혈점 지압법'을 실시한 결과, 시력이 보호되고, 유지되었다는 보고(Youngbong middle school, 2000)가 있었다. 그리고 이 결과와 "건안 운동을 통하여 학생의 시력 저하가 예방되었다"라는 전라남도 나진초등학교의 학교보건운영보고서(Lee.J.Y.1999)의 연구 결과가 일치한다고 한 백혜원은 간호교육 교육대학원 석사논문을 통해 '시력 강화 운동'에 대한 그 효과성을 입증하였다.

또 이와 비슷한 최근 연구물 중 대구가톨릭대학교 대학원 안경광학과 이승욱 박사 연구가 있다. '시감각(눈에 의한 감각)을 이용한 시기능훈련(두 눈의 시각 결함, 눈 근육의 작용, 잘못된 시각 습관을 교정하고 치료하는 기술)의 효과에 대한 연구'로써 굴절성 약시 안과 간헐성 외사시안 아동을 대상으로 하여 실시한 결과 "시감각을 이용한 시 기능훈련은 운동성과 감각성 훈련을 동시에 만족시키는 결과를 보여주었다."라고 결론 지으면서 "시 기능훈련의 중요성을 확인할 수 있었다."라고 기록하였다.

위와 같이 우리 주변을 조금만 둘러보면 '시력이 안 좋아 꾸준하게 운동을 했더니 좋아졌다.'라는 사례들을 접할 수 있다.

그럼에도 불구하고 '눈 운동'에 대한 효과성 입증을 두고 여러 의견이 분분하다. 일부 안과 전문의 중에는 "눈 운동을 하고 있어요."라고 말하면 콧방귀를 끼며 "별 효과 없어요."라고 말하는 사람도 있다고 한다.

'의사'라는 직업은 정직한 직업이라고 생각한다. 새로운 견해에 대해서는 그것이 과학적으로 분명한 논리적 결과가 입증되기 전까지는 신중한 태도를 보이는 것이 일반적이다. 그럴 수밖에 없다는 것도 이해는 간다. 바쁜 업무를 하는 의사로서는 '눈 운동'을 권유하기보다는 손쉽게 안경을 처방하는 편이 좋고, 사람들도 안경에 대한 인식도 나쁘지 않고 신뢰성이 높기에 문제가 될 소지가 없는 것이다. 하지만 소신 있게 '눈 운동'에 대한 긍정적 의견을 주장하는 전문의들도 있다. 그러니 TV 방송에 출연하여 '눈 운동'을 할 수 있는 정보도 알려주고, 책도 펴내면서 '눈 운동'의 효과성과 중요성을 주장하고 있는 것이다.

K양의 경우는 맞벌이하는 부모님들 때문에 같은 아파트 단지에 사시는 외할머니댁에서 주로 지낸다고 했다. 유치원 여름방학 때부터 외할머니의 몸이 안 좋아지면서, 더는 K양을 돌볼 수가 없어 K양의 엄마는 다니던 직장을 그만두고 전업주부로 지냈다고 했다. 그리고 이때 아이의

시력이 안 좋아진 것을 알았다고 한다.

어느 날 오후에 건조된 빨래를 정리하다 무심코 아이를 봤는데, 아이가 TV를 정면으로 똑바로 보는 것이 아니고 고개를 한쪽으로 살짝 돌리면서, 꼭 째려보는 것처럼 보는 모습을 발견했다고 한다. 그때는 어쩌다 보인 모습인 줄 알고 대수롭지 않게 생각하고 지나쳤는데……. 그런 모습을 그날 이후 자주 보게 되었다고 한다. 그냥 그대로는 안 되겠다 싶어 곧장 안과 진료를 받았는데……. 지금도 그때를 생각하면 너무너무 속상해 눈물이 날 것 같다고 했다.

"약시와 사시가 있으니 꾸준하게 안경과 '가림 치료'를 받아야 합니다." 라는 의사의 청천벽력 같은 말을 들은 것이다. 안과를 가기 전에는 그저 '눈이 나빠졌으니 안경을 써야 합니다.'라는 말을 들을 것으로 생각하고 있었지 '사시'라는 말을 들을 줄은 꿈에도 몰랐다고 한다.

평상시 K 양의 엄마는 '여자는 눈이 예쁘면 다 예뻐 보여'라는 자기만의 지론을 갖고 있었기에 딸아이의 눈이 '사시'라는 말은 큰 충격이었다고 한다. 그래서 이때부터 치료를 받으면서 눈에 좋다는 영양제도 먹여

가며 눈에 좋다는 기구 등을 사들이며 개선 방법을 찾아보았지만, 눈에 띄게 좋아지지 않았다고 했다.

그러다 '눈 운동'을 알게 되었고 8개월가량은 하루도 거르지 않고 매일 눈 운동을 했더니 놀랍게도 시력이 한 단계씩 올라갔다고 한다. 0.4였던 시력이 0.5로, 그러다 또 0.6이었던 시력이 0.7로……. 물론 얼마간의 정체기도 있었지만 눈 운동으로 변화되는 것을 알았기에 포기하지 않고, 꾸준히 진행했더니 1년 9개월이 지난 지금은 약시는 개선이 되고, 이제는 아주 많이 피곤할 때를 제외하고는, 왼쪽 사시의 모습도 평상시 볼 수 없다고 했다.

"선생님, 그런데요. 이게 끝은 아닌 것 같아요. 우리 아이가 눈 운동을 해보니까 알겠어요."

"왜요? K도 이제 시력 좋아졌으니 그동안 얼마나 힘들었겠어요. 이제 쉬엄쉬엄해도 되지 않을까요?"

"아니요, 지금이 더 중요한 때인 것 같아요."

"학교에 입학하면서부터는 여러모로 더 신경이 쓰여요."

"K 엄마, 어떤 부분에서요? 요즘 일상생활에서는 별다른 불편함을 못 느끼며 지낸다면서요."

"네, 그렇긴 하지만, K가 눈을 사용할 일이 더 많아졌어요."

"온라인 수업도 그렇고, 학교나 학원에 다니면서 공부할 때도 쉽게 눈에 피로를 많이 느끼는 것 같아요."

"아마, K는 다른 곳에 비해 시력 관련 부분이 약해서 더 쉽게 피로할수 있겠어요."

"네, 그래서 눈 운동은 다른 운동처럼 평생 해야 하는 운동 같아요."

요즘처럼 눈 건강에 관심을 두는 시기가 또 있을까? 부쩍 눈 건강을 위해 눈에 필요한 영양제 광고와 안마기들이 많이 등장하고 있는 듯하다. 아무래도 장기간에 걸쳐 계속된 거리 두기 생활로 인한 실내 생활과 온라인 학습에 대한 우려 때문인 것 같다.

시력이 안 좋은 사람에게 "3분만 따라 했더니 진짜 눈이 좋아졌대."라는 말을 들려주면 그들의 반응은 "진짜? 정말?"이라고 하면서 관심을 기울인다. 하지만 시력이 그다지 나쁘지 않은 사람들에게 이 이야기를 들려주면 "……. 그래서?", "3분만 따라 했는데 어떻게 좋아져?"라는 식의 반응이다. 누군가에게는 좋은 소식이 누군가에게는 그저 그런 현실성 떨어지는 소리로 들릴 수 있을 것이다.

하지만 분명한 것은 '3분을 따라 했다.', '10분을 따라 했다.'라는 분 단위의 시간적 팩트(fact)보다는, '눈 운동'을 얼마나 꾸준하게 오래 했는가의 팩트(fact)가 더 중요한 것으로 생각한다.

그리고 지금 눈이 좋든, 나쁘든 꾸준한 관리의 차원에서 눈 운동을 시작해야 한다는 것이다. 그래서 시력이 좋든, 나쁘든 '3분만 따라 했는데도 눈 관리가 잘 되고 있네.'라는 긍정의 말을 많이 했으면 한다.

놀이로 하는 아이(eye) 운동법

"두더지 잡기 게임이 눈 운동이 된다고?"

"네! 눈 운동이 됩니다."

놀이공원이나 인근 상가에 입점되어 있는 오락실에는 꼭 '두더지 게임' 기기가 한 대씩 설치되어 있다. 어디서 튀어나올지 모르는 두더지를 기다리면서 눈을 이리저리 움직이며 두더지가 튀어나올 것을 대비하여 온 정신을 집중하며 게임에 몰입한다.

두더지를 보면 눈에서 뇌로 그 정보를 보내게 되고, 뇌에서는 전달받은 이 정보를 운동신경으로 처리하여 두더지를 맞추는 동작으로 표출하게 되는 것이다.

이 과정을 통해 생활 시력뿐만 아니라 동체 시력, 순간 반응 시력, 협응 반응 시력, 안구 운동 속도, 집중력 강화 등 시력에 관련한 여러 기능이 향상된다는 것이다. 이 놀이를 조금만 응용해서 활용하면 눈 운동을 놀이처럼 진행할 수 있다. 몇 가지 놀이처럼 할 수 있는 눈 운동을 참고하여 아이와 함께 '눈 운동'을 해보는 것도 좋을 것 같다.

▶ 눈 운동 놀이 1 ─ 숫자 카드놀이(실내 놀이)

① 식탁 위에 1~15까지 숫자 적은 카드를 일정한 거리를 두고 펼쳐놓는다. (색종이가 움직이지 않게 테이프로 살짝 고정해두는 것도 좋다.)
② 뿅망치 작은 것을 들고 식탁 앞 중앙에 허리를 펴고 선다.
(뿅망치가 없다면 색을 지적할 수 있는 긴 자나, 막대 사용도 무방.)
③ 엄마가 호명한 숫자를 찾아 지적하면 된다. 이때 '어디 있나' 손 유희 노래를 부르면서 하면 더 즐겁게 놀이할 수 있다.

(ex: '5'는 어디 있나? 요기~, '13'은 어디 있나? 요기~)

④ 몸과 얼굴을 움직이지 않고 눈으로만 숫자를 잘 찾아 지적했다면, 그 다음 번에는 속도를 조금씩 빠르게 진행하면 재미있다.

Tip: 이 놀이를 벽이나 거실 바닥에 숫자 적은 종이를 펼쳐놓고 응용하면 더 활동적으로 놀이할 수 있다.

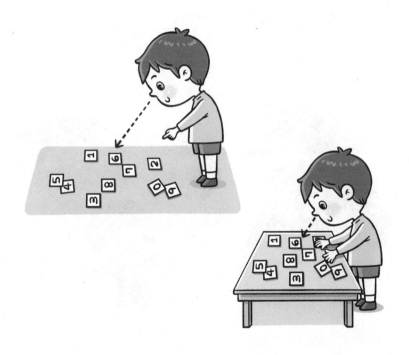

▶ 눈 운동놀이 2 – 공놀이(실내/야외 활용)

① 적당한 크기의 탱탱볼을 준비한다.

② 처음에는 탱탱볼을 위로 던지고 스스로 혼자 받기 놀이에 집중해

본다.

③ 아이와 함께 공 주고받기 놀이를 한다.

(이때 공을 위로 던져서 아래 방향으로 떨어지도록 공을 던져주고 공

에 집중하도록 한다. 되도록 고개는 움직이지 않고 눈으로만 공의 움직

임을 관찰해야 눈 운동이 되는 것이다.)

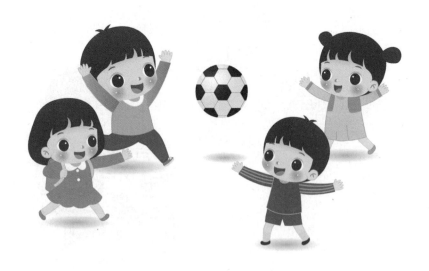

▶ 눈 운동놀이 3 – 사진 찍기 놀이(실내/야외 활용)

① 주위를 눈으로 살펴보면서 어떤 사물을 눈 깜박임으로 찍는 놀이다. 본인의 눈이 '카메라 렌즈'라는 느낌이 들도록 '찰칵' 하고 두 눈을 꾹 감는다.

(가까이 있는 사물 한 번 멀리 있는 사물 한 번씩 눈으로 찍는다. 실내와 실외에서 모두 할 수 있는 놀이다. 이 놀이 역시 3분 정도 할 수 있도록 해주면 좋다.)

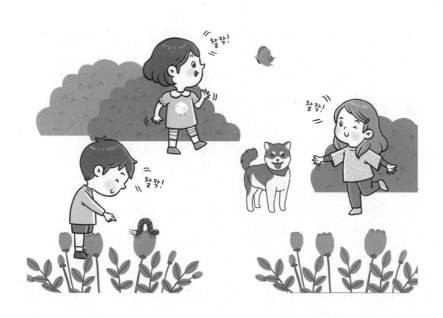

생각해보면 놀이로 하는 눈 운동법은 굉장히 다양하고 많다. 단지 그 것을 '눈 운동'이라 생각하지 않고 놀이했을 뿐이다. 더 많은 놀이 방법에 대해 알고 싶을 땐 '모겐아이' 홈페이지를 통해 다양한 방법을 경험해보 는 것도 좋은 방법이다.

이렇게 생활 놀이 중에서 조금만 관심을 두고 찾아보면 '눈 운동'에 도 움이 되는 다양한 놀이가 얼마든지 있다. 단지 우리 어른들이 '눈 운동'에 대한 정보와 지식이 부족했기 때문에 그냥 지나칠 수밖에 없었던 것이었 다.

이제라도 평생 사용하는 '눈'을 위해서 관심을 주고 '눈 운동'으로 관리 하자. 어렵다거나 거창하지 않다. 이렇게 평상시 생활 속에서 할 수 있는 놀이를 '눈 운동'과 연결해서 생각하고 놀이하면 그것이 바로 '눈 운동의 기적'이 되는 것이다.

07

온 가족이 함께하는 아이(eye) 놀이

아이들에게 놀이는 큰 기쁨을 줌과 동시에 놀이를 통해 사회성과 정서 발달을 해나가게 해준다. 또 놀이를 통해 받는 지적 경험과 자극은 두뇌 발달에 영향을 준다. 아이 스스로 더 즐겁게 놀기 위해서 새로운 놀이 방법들을 생각해냄으로써 창의적인 생각과 표현력이 자연스럽게 길러진다.

이러한 다양한 놀이 활동을 통해서 우리 아이들은 세상을 향해 성장해 나간다. 놀이의 중요성을 알기에 우리 부모들은 아이들에게 즐겁고 행복하게 오감으로 느낄 수 있는 놀이 환경을 지원해주려고 무던히 노력한다. 이제는 놀이의 목적을 한 가지 더해서 생각해보면 좋겠다. 놀이는 우리 아이들의 '눈 건강'에도 영향을 줄 수 있다는 것이다. 아이들의 신체 발달을 위한 즐겁고 유익한 놀이 속에서 '눈 운동'과 연계하여 생각하면 굳이 애써 눈 운동을 따로 하지 않아도 자연스레 '눈 운동' 효과를 경험할 수 있다.

지금 소개하는 몇 가지 '눈 놀이'는 온 가족이 함께할 수 있는 것으로 부모가 주도적인 역할로 놀이를 이끌어가면 좋다. 놀이 속에서 아이들과 상호 작용하며, 가족 간의 스킨십을 더 많이 할 수 있는 놀이다. 가족과 함께하는 추억과 사랑을 느낄 수 있는 시간이 될 것이다.

▶ 눈 놀이 1 - 참! 참! 참!

준비물: 뿅망치, 베개(또는 쿠션)

(놀이 방법 1)
① 엄마(아빠)와 함께 서로 마주보며 앉는다.

② 뿅망치와 베개(쿠션)를 서로 마주보고 앉은 한가운데에 준비해놓는다.

③ 방향을 지시할 사람을 가위, 바위, 보로 정한다.

(부모님이 먼저 방향을 지시해주면 좋다. 아이가 보고, 듣고 행동으로 옮기도록)

④ 엄마(아빠)가 뿅망치를 들고 "참! 참! 참!" 하면서 '상, 하, 좌, 우' 방향 중 한곳을 향해 손을 뻗는다. 이때 고개는 움직이지 않고 가리키는 방향으로 아이는 시선만 움직이면 된다.

('상, 하, 좌, 우'로 골고루 눈(안구)을 움직일 수 있도록 한다. 이 과정을 아이와 서로 번갈아가면서 놀이를 한다.)

(놀이 방법 2)

①~③까지는 동일

④ 아이가 뿅망치를 들고 "참! 참! 참!" 하고 말하면서, '상, 하, 좌, 우' 방향 중 한곳을 향해 손을 뻗는다. 이때 엄마(아빠)의 시선은 아이가 말한 방향과 반대 방향으로 눈(안구)을 움직이면 된다. 만약 틀렸다면 뿅망치를 맞는 벌칙을 받는다. (뿅망치가 오는 것을 베개(쿠션)로 막을 수

있다.) 엄마(아빠)가 자기가 말한 방향과 반대 방향으로 눈(안구)을 움직이는 모습을 이해했다면, 이번에는 엄마(아빠)가 뿅망치를 들고 "참! 참! 참!" 방향 놀이를 이끌어주면 된다.

이 놀이는 눈(안구)의 움직임 운동으로 눈의 근육을 단련해주고, 순간 시력, 협응 시력이 발달하는 것에 도움을 줄 수 있다.

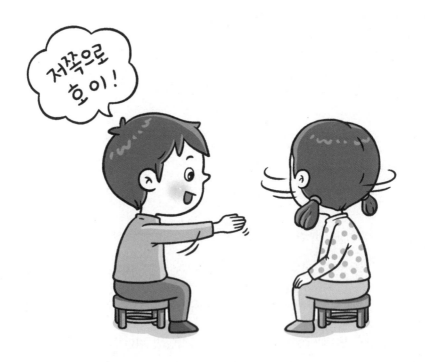

▶ 눈 놀이 2 – 거미줄 놀이

준비물: 마스킹 테이프(없을 때는 긴 끈(털실), 스카치테이프로 고정)

(놀이 방법 1)

① 집 안에서 놀이할 공간을 정한 뒤 마스킹 테이프를 높낮이를 조절하여 놀이할 공간 곳곳에 붙인다.

② 아이가 거미줄처럼 엉킨 마스킹 테이프에 몸이 닿지 않고 빠져나오도록 한다.

이때 마스킹 테이프가 몸에 닿으면 "땡"이라고 한다.

(놀이의 효과를 위해 스마트폰 '사이렌' 소리를 틀어주면 더 실감나게 할 수 있다.)

(놀이 방법 2)

① 시작하는 반대편에 엄마(아빠)가 앉아 있다.

② 아이에게 "엄마(아빠)를 구해줘"라고 도움 요청 신호를 보낸다.

③ 아이가 엄마(아빠)를 구하러 오는 동안 몸에 마스킹 테이프가 닿으면 '사이렌' 소리를 울려서 처음부터 다시 시작한다.

Tip: 이때 한쪽 눈을 교차해서 가리고 놀이하면 '가림 치료' 효과를 볼 수도 있다. 이 놀이를 통해 정지 시력과 심 시력, 협응 반응 시력, 집중력 강화 등 눈 운동 효과를 볼 수 있다.

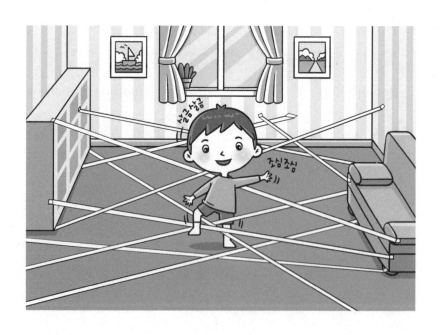

▶ 눈 놀이 3 – 무궁화 꽃이 피었습니다

준비물: 캐릭터 인형 2개

(놀이 방법 1)

① 거실에서 아이와 마주 보고 엄마(아빠, 또는 인형)가 최대한 멀리 선다. 그 거리 사이 중 아이 앞 1m 정도 떨어진 곳에 인형을 놓는다.

(야외에서 놀이할 경우 엄마(아빠)는 아이와의 거리를 5m 정도 떨어지게 선다.)

(온 가족이 함께 놀이할 때는 그 5m 거리 사이사이에 서 있어도 좋다)

② 정면을 보고 서 있으면서 양손을 볼록하게 오므린 두 손으로 눈 위에 감싸듯 올려놓는다. (이때 눈은 감지 않는다.)

③ 그리고는 '무궁화 꽃이 피었습니다.'라고 외침과 동시에 손을 내리고 멀리 서 있는 엄마(아빠)를 향해 초점 맞춰본다. (이때 엄마(아빠)가 재미있는 표정이나 포즈를 취해주면 더 즐거워한다. 5초 정도 엄마(아빠)를 바라보고)

④ 다시 양손을 볼록하게 오므린 두 손으로 눈을 감싸는 듯 올려놓는다. (이때 눈은 감지 않는다.)

⑤ 또다시 '무궁화 꽃이 피었습니다.'라고 외침과 동시에 손을 내리고 바로 앞에 있는 인형 또는, 엄마(아빠)를 또다시 5초간 바라본다.

이 놀이를 반복해서 3분간 진행, 가족끼리 서로 번갈아 가면서 역할을 바꿔 놀이한다. 이 놀이는 눈의 초점을 맞추도록 도와주면서 명암 시력, 거리 간 심 시력, 순간 시력, 정지 시력과 집중력 강화에도 도움을 주는 놀이로 응용할 수 있다.

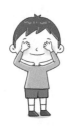

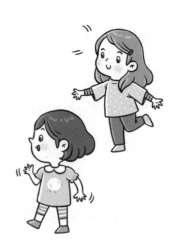

이렇게 우리가 '눈'과 관련된 활동을 조금만 신경 써서 찾아보면 그동안 해왔던 다양한 놀이가 눈 운동에 영향을 줄 수 있는 '눈 놀이'가 되는 것이다.

'눈 놀이'라고 해서 거창하거나 어렵지 않다. 다만 이 놀이를 '눈 건강'과 접목하여 어떻게 활용하고 꾸준하게 하는지가 중요한 것이다. 일상에서 할 수 있는 '눈 놀이' 운동법은 다양하게 참 많다. '눈 운동'의 기본만 알고 있다면 여러분들도 쉽게 놀이를 통해 내 아이 눈 건강을 지켜줄 수 있다.

'모겐아이' 프로그램을 어떻게 하면 쉽게 아이들이 실생활에서 적용할 수 있을까 하는 생각을 늘 염두에 두고, 놀이를 생활에서 활용하려고 생각해보니 참 다양하게 응용할 수 있는 방법들이 많았다. 온 가족이 함께 '3분 눈 놀이 운동'을 하면서 많이 웃고, 많이 행복하게 지냈으면 하는 바람이다.

08

집에서 하는 눈 놀이

황사와 미세먼지로 놀이터에서 노는 아이들이 줄었는데, 요즘은 거리두기로 바깥 놀이하는 아이들의 모습을 더 볼 수가 없다. 상황이 이러하다 보니 일명 '집콕' 놀이가 한창 유행이다.

'집콕' 놀이를 위한 다양한 놀이 방법들을 공유하고, 재료들도 다양해졌다. 이때 '집콕' 놀이를 하면서 그 즐거움을 '눈 건강'으로까지 활용한다면 정말 슬기롭고 바른 '집콕' 놀이가 될 것 같다.

▶ 집콕! 아이(eye) 놀이 운동 1 – 오렌지 마사지 & 저글링

준비물: 적당한 크기의 오렌지 (가족 수만큼), 조용한 음악

(오렌지가 없으면, 사과 같은 단단한 과일이나 중간 크기 공을 이용해도 된다.)

(놀이 방법)

① 편안한 자세로 앉거나, 누워서 오렌지 탐색하기 – 아이와 함께 '오렌지'와 관련된 이야기를 한다.

(맛이나 모양, 색, 오렌지에 관련된 추억이나 경험 등의 이야기로 부모님과 상호 작용 하면서 마음과 생각을 이완한다.)

② 부모님이 오렌지 하나를 들고 다리–배–팔–얼굴–머리, 반대로 머리–얼굴–팔–등–다리 쪽으로 마사지하듯 아이의 몸을 따라 부드럽게 굴려준다.

(아이와 서로 번갈아가면서 해도 무방하고, 오렌지 마사지를 하면서 서로 충분한 대화를 하면 더 좋다.)

③ 얼굴과 눈 주변을 부드럽게 굴려 근육 이완을 돕는다.

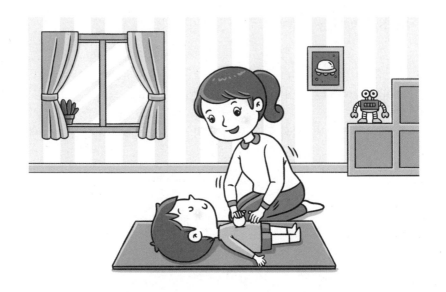

▶ 집콕! 아이(eye) 놀이 운동 2 – 숫자 놀이

준비물: 전지, 색연필

(놀이 방법)

① 전지 한 장을 펼쳐 놓고 아이와 함께 숫자 1~30까지 골고루 펼쳐서 적는다. (이때 색과 숫자 크기를 다양하게 한다.)

② 1~30까지 적은 전지를 아이의 눈 높이에 맞게 벽에 붙인다.

③ 1m 정도 벽과 거리를 두고 선다.

④ 눈만 움직여 1~30까지의 숫자를 순서대로 찾아 손으로 방향을 가리키며 말한다. (다음은 30~1까지 거꾸로 눈만 움직여 찾아본다.)

〈 꼭, 고개는 움직이지 않고 눈으로만 찾아본다.〉

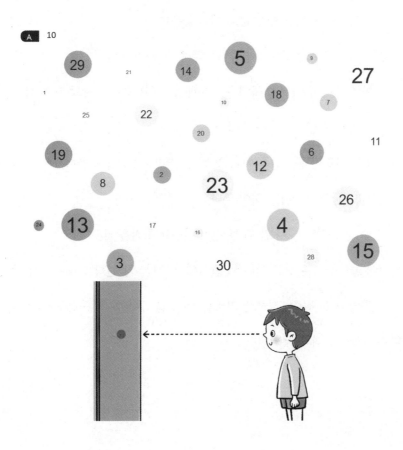

▶ 집콕! 아이(eye) 놀이 운동 3- 종이컵 망원경 명암 놀이

준비물: 종이컵 2개, 인형 2개

(놀이 방법)

① 두 개의 인형을 거리를 두고 세워 놓는다.

② 두 개의 종이컵으로 망원경처럼 두 눈을 가린다.

③ 이 상태에서 아이가 좋아하는 노래를 부른다.(또는 숫자 1~10까지 천천히 세어본다.)

④ 눈을 가렸던 종이컵을 떼어 첫 번째 인형에 초점을 맞춘다.

 (이때도 한 10초간 응시하여 본다.)

⑤ ②~③을 반복해서 한 뒤 두 번째 인형에 초점을 맞춘다.

 (이 놀이를 3분 정도 여러 번 반복해서 한다. 꼭 인형을 세워두지 않아도 무방하다. 집 안 사물을 거리를 두고 볼 수 있도록 응용해서 초점 맞추기 놀이를 해도 무방하다.)

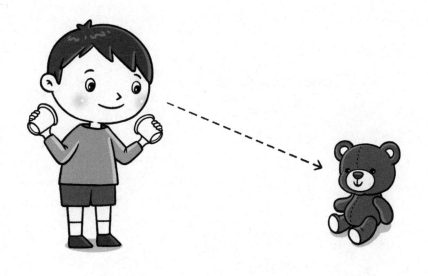

시력 UP

맑은 시력 지켜주는 어린이 눈 관리 프로젝트

4장

생활 속에서
실천하는
시력 관리

01

호흡만 잘해도 시력이 좋아진다

"싫어! 안 하고 싶어."

"여기까지 왔는데 왜 싫어, 끝나고 매점 가서 아이스크림 먹자!"

"싫어! 싫다고. 수영 안 하고 싶다고. 으앙~"

아이가 여섯 살 때 지역 주민센터에서 운영하는 어린이 수영 교실을 다니고 있었다. 몇 개월이 지났을 때 일이다. 이날은 수영장 입구에서부터 들어가기 싫다는 아이의 팔을 질질 끌며 한참 실랑이를 했다. 아이도 수영이 진짜 싫었는지 진짜 수영을 하면 곧 죽기라도 할 것 같은 모습이었다. 얼마나 울고불고하며 실랑이했던지 아이 얼굴은 온통 콧물, 눈물 범벅에 팔목은 시뻘겋다. 지금 생각해보면 왜 그렇게까지 싫다는 아이를 억지로 수영을 배우게 하려 했는지 아이한테 미안한 마음이 든다.

그날 이후로 아이는 수영 교실 가는 걸 질색하고 싫어해서 결국, 상급 코스에 오르지 못하고 포기하고 말았다.

"아들아, 어렸을 때 수영장 앞에서 엄마랑 실랑이 벌였던 거 기억나?"
"당연하지. 그때가 다섯 살이었나? 여섯 살이었나?"
"다섯 살."
"엄마, 그때 왜 날 죽이려 했던 거예요?"
"뭐라고? 내가 널 왜 죽이려 해? 그게 무슨 말이야?"
"난 그때 물속에서 '음파' 하며 숨 참는 게 너무너무 무섭고 고통스러웠다고요."
"그렇게 숨쉬기를 하면서 배우는 거지, 익숙해지면 폐활량이 좋아져 괜찮아지는 거고……."
"아니야, 그렇게 숨을 쉬는 것은 고통스러웠다고!"

지금 생각해보면 왜 아이의 입장이 되어 생각하지 못했나.…… 그저 폐활량 키우고, '남자가 수영 정도는 할 줄 알아야 한다.'라는 엄마의 욕심으로 아이에게 좋지 않은 기억을 준 것 같아 미안한 마음이 든다. 그 이후 운동은 아이가 선택한 것으로 했더니 무리는 없었다. 태권도를 하고, 방과 후 농구를 하고, 지금은 축구로 방향을 정하여 열심히 운동하고 있다.

축구는 다른 운동 종목보다도 더 운동량이 많은 것 같다. 특히 축구는 팀 중심의 훈련이다 보니 선수들끼리 수십 번의 패스가 반복되고, 훈련이나 경기 대부분이 처음부터 끝이 날 때까지 내내 뛰기가 일쑤다. 그렇게 한참을 훈련을 받고는 미니 경기를 또 뛰고……. 아이들의 거친 숨소리가 운동장 밖에서 지켜보는 엄마들 자리까지 들린다.

"코로 숨 쉬라고. 입으로 숨 쉬는 습관이 들면 금세 지치고 힘들어진다고!"

아이들이 거칠게 숨 쉬는 소리에 축구 지도자들은 아이들에게 코로 숨 쉬는 습관을 들이라고 말한다.

세계적인 시력 훈련 전문가 카플란 박사의 저서 『안경 없이 세상을 보다 – 기적의 시력 치유』에서는 "수년간 나는 유산소 운동과 시력 사이의 상관관계에 대한 많은 보고를 보았다. 장거리 육상 선수 중에는 안경 없이도 선명하게 볼 수 있는 사람이 많으며 학생들도 유산소 운동량에 따라 시력이 결정되는 경우가 많다."라고 이야기한다. 그러면서 자신의 '시력 강화 운동 프로그램'을 마친 한 테니스 선수는 "격렬한 운동 후에는 호흡을 50회 하는 동안 손바닥으로 눈을 마사지하고 건강한 피를 공급받는 눈 부분을 마음속에 그리며 시력을 관리하고 유지하고 있다."라고 전하였다.

그래서일까? 아들의 시력은 축구를 하기 전에도 1.3 정도로 나쁘지 않았는데 지금은 2.0으로 더 좋아졌다.

"이상하다. 너는 매일 몇 시간씩 게임하고 영상을 보는데 시력이 왜 올랐지? 기계가 고장 난 건가? 호호호."

사실 '호흡만 잘해도 시력은 좋아진다.'라는 전문의들의 의견들이 있다. 깊은 호흡을 통해 충분한 산소를 공급받으면 자율신경(호흡, 순환,

대사, 체온, 소화, 분비, 생식 같은 생명 활동에 기본이 되는 기능으로 무의식적으로 작용)이 활성화되고 눈까지 혈류를 타고 산소와 영양분 공급이 원활해져 긴장된 눈 근육이 부드럽게 풀린다는 것이다.

인간의 몸은 세포로 이뤄졌다고 해도 과언이 아닐 것이다. 몸의 기능을 담당하는 각각의 세포들은 혈액의 원활한 흐름 속에서 산소와 영양분을 공급받는다. 특히나 눈 주변은 아주 섬세한 모세혈관들로 구성되어 있다. 충분하게 산소가 공급되어 원활하고 활발한 혈류 공급을 해야 하는데 눈은 가는 모세혈관으로 이루어져 있어 눈으로 가는 혈류 공급이 미미할 수밖에 없다.

그래서 눈에 혈류 부족 상태가 되면, 예를 들어 장시간 한곳을 응시하는 작업을 한다거나 피로가 쌓이게 되면, 눈에 피곤을 느끼게 되고 경직되며, 시력에 문제 신호를 보내게 되는 것이라고 볼 수 있는 것이다. 유산소 운동이나 깊은 호흡으로 충분한 산소를 눈과 뇌에 공급해야 하는 이유가 그 때문이다.

『실제로 시력이 회복되는 하루 1분 눈 마사지』의 저자 콘노 세이시는 자신의 저서에 "모든 병은 산소의 결핍에서 온다."라고 일본의 의학박사 노구치 히데요가 말한 것을 기록했다. 이처럼 산소를 공급하기 위한 것은 올바른 호흡뿐이다. 올바른 호흡은 시력 건강뿐만 아니라 장기 건강과 세포 건강에도 영향을 주고 있다.

얕은 호흡의 자세가 지속이 되면 부족한 산소 때문에 우리 몸의 세포들은 산소를 충분히 공급해 달라고 아우성치게 되고 그럼 우리 몸은 급한 대로 생명에 중요한 조직과 기관으로 산소를 공급하고 다른 부분에는 공급을 줄일 수밖에 없는 것은 자명한 이치이다. 이런 공급 부족의 상황 속에 가장 직접적인 영향을 받는 기관이 바로 '눈'인 것이다.

그런데 요즘 우리 아이들의 숨 쉬는 모습을 가만히 관찰해보면 대부분 얕은 숨을 쉬고 있다. 그 이유는 왜 그럴까? 아이들뿐만이 아니다. 호흡은 무의식적인 행동인데 컴퓨터와 스마트폰 등 어떤 일에 장시간 몰입하고 빠져 있다 보면 깊은 호흡도 못 할 뿐더러 호흡수도 함께 줄어든다고 한다. 그리고 아이나 어른들이나 생활에 여유가 없이 모든 게 빠르게 움직이며 돌아간다. 서두르는 생활에 익숙해지니 호흡 또한 깊은 호흡이 아닌 얕은 호흡으로 숨을 쉬게 되는 것이다.

『기적의 눈 건강법』의 저자 김영삼 한의사는 "올곧은 바른 자세를 취하면 기도가 제대로 열리게 되고 한 번의 호흡을 할 때마다 450~500cc의 공기를 마실 수 있다. 그러나 많은 사람들이 구부정한 자세로 책상에 앉아 책을 보거나 모니터를 보며 작업을 진행하다 보니 1회에 마실 수 있는 산소가 대폭 줄어들어 500cc의 1/5 정도밖에 되지 않는다."라고 말하고 있다.

"친구들, 풍선에 공기를 넣으면 모양이 어떻지?"

"불룩해져요."

"그럼, 풍선에서 바람이 빠질 때는?"

"바람이 '피시식~' 하고 소리가 나며 빠지면서 다시 홀쭉해져요."

"그래요, 그렇게 숨 쉬는 놀이를 '복식 호흡법'이라고 합니다. 복식 호흡은 우리 몸속 깊은 곳까지 산소를 공급해줘서 우리 몸을 건강하게 해줘요. 그럼 지금부터 우리 친구들도 우리 몸이 풍선이라고 생각하고 숨을 깊게 들이마시는 놀이를 할 거예요. 그런데 이때 입은 다물고 배가 불룩해지도록 코로 숨을 천천히 깊게 들이마시고, 입으로 천천히 후~ 하면서 숨을 내뱉어 내는 겁니다."

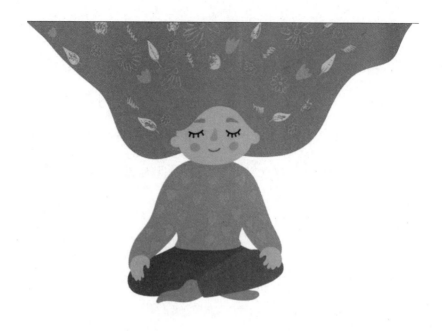

호흡이라는 것은 무의식에서 나오는 행동으로, 어렸을 때부터 제대로 된 호흡 방법을 알려주고 습관을 들이도록 해주면 우리 아이들은 시력뿐만 아니라 최고의 건강을 유지할 수 있을 것이다. 그리고 호흡하는 과정을 통해서 잠시 자신의 감정을 추스르며 생각할 수 있는 시간도 가질 수 있다.

아이들이 성장해가면서 화가 나 감정 조절이 필요할 때가 많다. 그때마다 호흡을 통해 스스로 감정을 조절하고, 마음 챙김 역할까지 하게 할 수 있다. 의식적인 호흡으로 마음이 안정됨을 느낄 수도 있다. 이것은 곧 '호흡 명상'과도 연결된다.

세계적으로 유명한 스티브 잡스나 빌 게이츠도 호흡 명상을 즐겨했다고 했다. 요즘은 종교나 신념과 관계없이 오롯이 나의 내면을 알아가는 과정을 통해서 자신의 인생의 지침을 타인이 아닌 스스로가 결정할 수 있도록 '명상'을 일부러라도 권장한다고 한다.

'모겐아이' 프로그램은 유아 교육 기관에서 '다도와 호흡 명상'으로 어렸을 때부터 우리 아이들에게 스스로 눈 운동 할 수 있는 환경과 습관을 길러 주기 위해서 개발된 프로그램이다. 지각 있는 유아 교육 기관 종사자들은 안다.

어릴 적 습관이 평생 간다는 것을. 그래서 좋은 프로그램이 있으면 발빠르게 유아 교육 현장에서 먼저 시작한다. 유아 시기에 배운 것은 평생 기억에 남고, 몸에 남는 것으로 이 시기를 놓치지 말고 '눈 운동'을 모든 유아 교육 기관과 초, 중, 고등학교에서 진행했으면 하는 것이 나의 진실한 바람이다.

이 책을 읽고 있는 부모라면 지금 내 아이의 숨소리를 들어보자. 얕은 호흡을 하고 있다면 지금부터라도 건강한 아이로 자랄 수 있도록 호흡법을 바꾸자.

호흡법을 바꾸는 것만으로도 건강한 아이로 자라게 할 수 있기 때문이다.

02

아이(eye) 습관 들이기

"우리 아이 눈 건강 습관을 위해 어떻게 하고 있나요?"라고 부모님들에게 묻고 싶다.

"몸이 천 냥이면 눈이 구백 냥"이라는 옛말이 있다. 신체 중 어느 것 하나 소중하지 않은 것이 있겠느냐마는, '눈'이 구백 냥이라고 말하는 것은 그만큼 매우 중요하다는 것이다. 그러나 가정에서 '눈 건강'을 위해 내 아이에게 어떤 습관을 길러주고 있는 걸까? 우리는 양치하는 습관, 독서 습관, 공부 습관, 놀이 습관, 식사 습관, 정리 습관, 경제 습관 등의 여러 가지 좋은 습관을 만들어주기 위해 '습관' 교육을 한다.

그러나 그럼에도 '눈 건강' 습관은 쉽게 찾아볼 수가 없음이 안타깝다. 우리는 아이들에게 '내 몸은 소중해요.'라고 교육한다. 정말 내 몸은 소중하다. 그러기 위해서 건강한 '내 몸'을 아이들 스스로가 만들어가고 지킬 수 있도록 우리 부모들은 무던히 애쓰고 노력하는 것이다. 그렇기에 앞으로는 더욱더 눈의 소중함을 아이들이 인식할 수 있도록 해주어야 한다.

"선생님, 한쪽 눈으로 보려니까 꼭 오른손을 못 쓰는 느낌이에요."

눈 운동을 하던 L이라는 친구가 눈 다래끼로 며칠 한쪽 가림 안대를 착용하면서 불편함을 호소했다. 오른손잡이가 오른손을 못 쓰면 정말 불편함이 한두 가지가 아닐 것이다. L은 한쪽 눈을 가리고 있으니 꼭 오른손에 깁스했던 때 겪은 불편했던 경험과 같다고 했다. 그 어느 신체보다도 '눈'은 소중하다. 눈으로, 모든 일상생활을 한다고 해도 과언이 아니다. 이런 우리 눈의 소중함을 일찍이 알려주고 그 어떤 건강 습관보다도 더 빨리 아이들이 익힐 수 있게 해줘야만 하는 것이다. 그냥 무작정 "눈 나빠지니 멀리 떨어져 앉아."가 아닌 "눈 건강을 위해 TV도 멀리 떨어져서 보고, 눈(안구)도 상하좌우로 몇 번씩 움직여보자."라고 습관을 길러줘야만 하는 것이다.

"M아, 쓰기를 할 때는 고개를 들고 써야지."

"네."

"몸이 자꾸 삐뚤어지니까 공책도 삐뚤어지고 그래서 글씨도 줄이 맞지 않고 자꾸 한쪽 방향으로 올라가잖아."

"구부정하게 앉아 있지 마! 보기 싫어."가 아니라, 시력 건강을 위해서는 "바른 자세로 앉아야지."라고 하며 좋은 습관을 일러줘야 한다.

아이들이 책을 읽을 때나 공부할 때 책상에 앉을 때 바른 자세 유지 습관은 '시력 건강'에도 영향을 미친다. 그 이유는 '경추'가 뒤틀리기 때문이다. 스마트폰을 하면서 태블릿을 보면서, 컴퓨터 등을 하다 보면 자기도 모르게 목을 앞으로 돌출하며 일명 거북목이 된다. 이런 흐트러진 자세로 '경추'가 뒤틀리면 눈과 뇌의 혈류가 원활하게 공급되는 것을 방해하는 요인이 된다.

"학교에서 수업시간 끝나고 쉬는 시간에 눈 마사지를 했더니 확실히 눈이 덜 피곤했어요."

B는 '모겐아이' 눈 마사지를 학교에서도 수시로 한다고 했다.

눈 마사지는 '눈' 주변의 뼈와 근육을 두드려주고, 문질러줌으로써 혈류의 흐름을 촉진해 눈과 뇌에 충분한 산소를 공급할 수 있게 해준다.

이제는 식사 후 하루 세 번 양치하는 습관처럼 눈 마사지도 하루 세 번은 꼭 실천할 수 있도록 우리 아이들에게 습관을 길러주어야 한다. 눈 마사지를 매일 수시로 하는 것과 하지 않는 것의 차이는 정말 크다.

M양은 눈 마사지를 하면 시원하다고 한다.

"오늘은 덜 아프네."

어떤 날은 "시원하다."라고 말한다. 특히 눈썹 부분을 문지르는 게 시원하고 좋다고 표현한다.

"오늘은 학교에서 영어 수업을 했어요. 계속 고개를 숙이고 책만 봐서 그런지 눈 마사지 하니 시원하고 좋아요."

밝은 눈을 위해! 시력개선에 도움이 되는
moken 눈마사지법

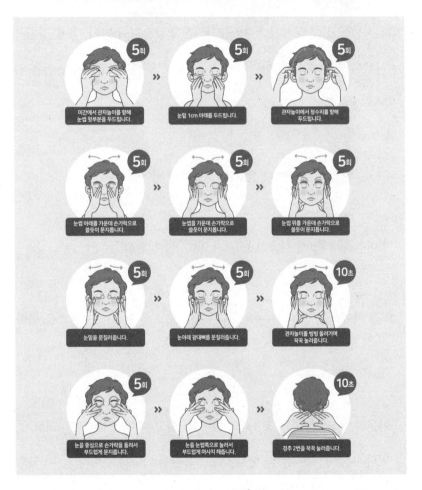

moken ☎ 1599-4237 💻 www.mokeneye.co.kr

〈'모겐아이' www.mokeneye.co.kr에서 무료로 다운받을 수 있습니다.〉

'눈 마사지'를 통해서 혈류의 흐름을 원활하게 해 눈까지 영양 공급이 잘되도록 돕는 것도 있지만 '눈 마사지'를 해서 눈이 좋아지고 있다는 긍정적인 생각을 할 수 있고 마음의 평온 유지에도 도움을 준다. 눈을 마사지하는 동안 깊은 호흡과 눈 마사지를 함께 함으로써 잠시 '쉼'을 경험하는 시간이 되는 것이다. 이렇게 눈과 뇌에 '쉼'을 줄 수 있도록 습관을 길러주는 것이 좋다.

우리는 언젠가부터 '빨리 빨리'가 생활화가 되어버렸다.

"엄마는 왜 이렇게 서둘러요. 시간 많아, 좀 천천히!"

요즘 아이에게 많이 듣는 말이다. 나도 모르게 서두르고 재촉을 한다고 했다.

"아들아, 숙제했니?" "응, 하고 있어요."라고 아이가 대답했는데도 얼마 지나지 않아 "숙제는 다 했니?"라고 하면서 되묻는 것이다. 같이 외출할 일이 있을 때도 "어서 옷 갈아입고 준비해."라고 말해 놓고는 곧 "옷은 다 입었니? 왜 안 나와?"라고 재촉한다. 이런 내 모습 속에서 아이도 자신도 모르게 서두르고 불안함을 느낀다고 한다.

이제는 좋은 눈 건강을 위해서라도 서두르지 말고, 천천히 생활하는 습관을 길러보자.

'눈'은 아침을 제일 먼저 맞이한다. 이제는 눈을 뜨고 기지개를 켜며 일어나기 전에 잠시 누워서 '눈 마사지'를 하면서 여유로운 마음으로 일어나자. 손으로 눈 주변을 쓸어주고 두드려주면서 이렇게 말해보자. "소중한 나의 눈아, 오늘 하루도 건강하게 좋은 것만 볼 수 있도록 하자."

아이를 잠에서 깨어나게 할 때도 똑같이 해보자. "소중한 우리 아기 '눈' 오늘 하루도 건강하게 좋은 일만 볼 수 있도록 하자."라고 말이다.

이렇게 아이에게 좋은 말과 사랑의 격려를 해주면 신기하게도 몸은 그것을 알아듣는다.

잠자기 전에도 누워서 가만히 눈을 감고 눈 주변을 마사지하면서 이렇게 말해보자.

"소중한 나의 눈아. 오늘도 참 수고 많았어. 나에게 좋은 것만 보여주고 건강하게 잘 있어줘서 고마워. 자는 동안 더 건강한 '눈'이 되도록 너도 편히 쉬렴."

이제는 하루 세 번 눈 건강을 위해서 눈 마사지를 해야 한다. 하루 세 번 양치하는 습관도 중요하지만, 꼭 해야 할 것은 '눈 마사지'이다. 수시로 자주 해서 나쁠 것이 없다. 좋은 습관을 길들여주는 것은 부모의 몫이다. 눈 건강을 위한 좋은 습관을 지금부터 당장 기를 수 있도록 부모가 함께 노력하자.

우리는 놀러 다니며 걷기를 오래 하면 다리가 아프다고 의자에 앉아서 쉰다. 하지만 '눈'은 쉬는가? 그렇지 않다. '눈'은 잠에서 일어나는 그 순간부터 잠자기 위해 눈 감는 그 순간까지 쉬지 않고 움직인다는 것을 알아야 한다.

소중한 눈을 잘 관리해서 평생 건강하게 지킬 수 있는 한 방법으로 '눈 마사지' 습관을 길들여주자.

03

아이(eye)에게 영양을 주자

우리는 아이들의 건강을 위해 어떤 영양을 주고 있나? 우리 아이가 좋아하는 음식과 싫어하는 음식에는 어떤 영양소가 들어 있나?

부모라면 누구나 내 아이가 맛있게 먹은 모습이 좋지 않을 사람이 누가 있겠는가.

아이가 먹는 모습만 봐도 기분이 좋아진 덕에 정말 '안 먹어도 배부르다.'라는 말이 딱 맞다. 언제인가부터는 어느새 음식을 먹을 때 그 기준을 아이에게 맞춰 생각하게 된다. 아이가 잘 먹는 식단으로 반찬을 만들게 되고, 외식하더라도 아이가 좋아하는 메뉴로 결정하게 되는 것 같다.

부모 마음은 다 똑같나 보다. 조금이라도 좋은 것이 있으면 주고 싶고, 맛있는 게 있으면 더 먹이고 싶은 마음.

그렇다면 우리 아이의 '아이(eye)'를 위해서 우리는 어떤 음식에 신경을 쓸까?

'아이(eye)' 좋아지는 음식이라 하면 '블루베리'를 생각한다. 그리고 요즘에는 '아이(eye)'에 좋은 각종 영양제가 시중에 많이 나와 있다. 그러나 이런 것만으로 '아이(eye)' 건강을 지킬 수 있을까?

우리가 아무리 눈에 좋은 음식을 많이 먹는다고 해도 이를 몸에서 제대로 흡수하지 못하면 무슨 소용이 있을까……. 이 말은 곧 '아이(eye)'에게 좋은 음식도 물론 중요하지만, '아이(eye)'에게 안 좋은 음식부터 차단해야 하는 것이 건강에 좋다는 의미이기도 하다.

'아이(eye)'의 건강을 위해서라면 먼저 아이들이 좋아하고 즐겨 먹는 '단 음식'을 끊어야 한다. 하지만 사실 쉬운 것은 아니다. 왜냐하면, 요즘 간식거리들을 보면 모두 '단 음식'들이 인기가 많다 보니 쉽게 먹을 수 있는 구조로 시중에 많이 나와 있기 때문이다. 한참 인기가 좋았던 마시멜로와 마카롱이며 와플을 비롯해 탄산음료나 청량음료, 사탕, 초콜릿, 아이스크림 등 달콤함이 높아질수록 인기가 좋다.

우리는 '백설탕'이 몸에는 안 좋다는 것을 매스컴을 통해 익히 알고 있다. 맛이 좋다고, 달콤하다고 백설탕을 그냥 먹는 사람은 없다. 대신 이렇게 '단 음식'들을 통해서 우리 아이들이 섭취하게 되는 것이다. 평상시 우리는 칼슘 첨가가 많이 들어간 음식들을 선호하게 되는데 칼슘을 파괴하는 것이 '단 음식' 즉 설탕이라고 한다. 그래서 지나치게 섭취하게 되면 어른 같은 경우는 골다공증 발생 비율이 높아지고, 아이들 경우는 뼈 성장에 나쁜 영향을 준다.

보통 칼슘은 뼈 성장에도 영향을 주는 것으로 익히 알고 있다. 그런데 칼슘은 '시력'에도 영향을 준다고 하니 눈 건강을 위해서라면 '단 음식'을 끊어야 하는 것은 맞다.

'아이(eye)'의 건강을 위해서는 또 찬 음식 또한 좋지 않다고 한다. 요즘은 정수기가 가정마다 보급이 잘되어 있다 보니 언제든지 시원한 물을 마신다. 하지만 이런 행동 또한 '아이(eye)'의 건강에는 도움이 되지 못한다. "사람은 항온동물이기 때문에 찬물을 먹어서 일시적으로 체온이 내려가게 되면 그 이전의 온도를 유지하기 위해 더 많은 열을 냅니다. 그렇게 되면 몸은 더 뜨거워지고 그 열기는 자연히 위로 올라가 눈, 코, 귀 등에 염증을 일으키거나 기능을 저하하는 원인이 됩니다."라고 『습관만 잡아도 시력이 좋아진다』의 저자인 이혁재 한의학 박사는 말하고 있다.

눈 건강은 '눈'에만 그치는 것이 아닌 온몸의 건강과 밀접하게 연관되어 있다. 기름진 음식 또한 많이 먹으면 아이라도 혈액이 끈적끈적해지고 탁해진다. 그러면 눈에 산소와 영양소가 충분히 전달되지 못한다.

"이모, 물맛이 왜 이래요? 으윽……."
"왜? 보리차 같은 맛 아니야? 색도 비슷하잖아."

목마르다고 해서 물을 찾는 아이에게 '결명자차'를 한잔 건네주었더니 단번에 물맛이 이상하다며 인상을 쓴다.

"P는 이 물 한 번도 안 마셔봤어?"

"네, 저희 집은 정수기 사용해요. 얼음 정수기라 시원하게 마실 수 있어요."

P의 경우처럼 집에 오는 아이들은 모두 '결명자차'를 경험해 보지 못했다고 한다. 그 뒤로 엄마들과 소통한 뒤 '결명자'를 주문하여 집마다 한 줌씩 봉투에 담아 아이들에게 나눠주었다. 집에서도 끓여 마실 수 있도록 말이다.

"언니, 이거 어떻게 끓이는 거예요?"

"저도 한 번도 안 마셔봤어요."

"하루 세 번 마시면 되나요?"

엄마들 역시 '결명자차'를 마셔본 경험들이 없으니 모르는 것은 당연할 것일 거다. 예전에는 어려서 '보리차', '옥수수차' 대신 '결명자차'를 물처럼 마셨던 집들도 있었다.

그때 당시 '결명자차'가 '보리차', '옥수수차'에 비해 가격도 저렴했고,

'결명자'는 조금(10~15알 정도)만 넣고 끓여도 보리차처럼 진한 색을 띤다. 거기다 맹물을 희석해 그렇게 마셨던 기억이 있다. 그래서일까? 지금까지 시력이 좋은 것이…….

아들 친구 Q의 집은 어려서부터 생수 대신 보리차, 결명자차를 번갈아 마시게 했다고 했다. 그러니 아이가 커서도 거부감 없이 마시고 오히려 정수기나 생수 물은 물맛이 없어서 마시지 않는다고 했다. 이렇게 어려서부터 가정에서 어떤 경험을 했느냐의 따라 아이의 건강뿐만 아니라 학습력도 길러진다고 생각한다.

'모겐아이' 프로그램은 한 달에 한 번 아이들과 '눈에 좋은 차' 마시기 시간을 갖는다. 결명자차뿐만 아니라 구기자차, 국화차, 블루베리차 등 아이들이 경험해보지 못한 맛을 경험하게 하고 어려서부터 차 마시는 습관과 호흡 명상을 통해 안정된 몸과 마음으로 내면의 자신을 들여다보는 시간을 갖는 것이다. 가정에서도 한 달에 한 번이라도 '차'를 마셔보는 시간을 가지는 것은 어떨까?

차 마시는 과정을 통해 다른 날보다 좀 더 특별하고 재미있는 날을 만들어보자.

정말 찻잔에 따라준 차를 음미하며 조금씩 나눠 마시고, 대화하는 시간을 즐겨보도록 하자. 아이들이라고 해서 위험할까 염려하여 플라스틱 컵을 이용하겠지만, 이날만큼은 예쁘고 고급스러운 찻잔에 담아 마시도록 해보자. 그리고 아이와 평온한 느낌으로 마음속 대화를 나눠 보자.

아이들도 느낀다. 차 마시는 순간의 특별함을……. 일주일에 두 번 정도, 아니 한 달에 한 번 '우리 집 차 마시는 날'을 만들어보자.

'눈 건강'을 위해서도 좋고 아이의 정신 건강에도 좋다.

어떤 형태로든 어려서부터 자신을 되돌아보고 내면속 자아를 만나는 시간을 경험했던 아이들은 자라면서 자신의 감정을 통제하고 다스릴 줄 아는 건강한 멘탈을 가진 사람으로 성장하게 될 것이다.

이제 '아이(eye)'에게 영양을 주는 생활이 되도록 환경을 변화시키고, 실행해보자.

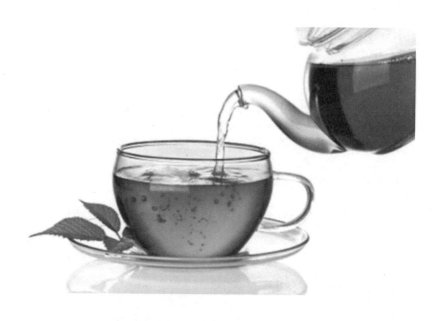

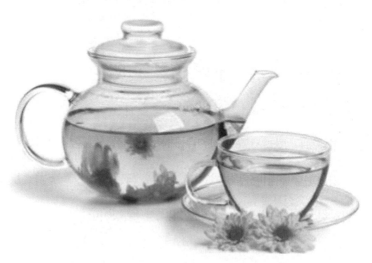

음식을 통한 눈 관리법

음식 섭취를 통해 눈 관리가 된다는 생각을 해본 적이 있는가?

우리는 일반적으로 '아이(eye)'에 좋은 영양소로 '루테인, 안토시아닌, 오메가-3, 비타민' 등을 익히 알고 있다. 눈에 좋은 영양소 음식을 손쉽게 구할 수 있는 것부터 보양식으로 먹을 수 있는 것까지 음식들이 다양하게 있다. 그러나 '눈'에 좋다는 정보는 많은데 막상 먹으려 하면 음식 섭취를 통해서 영양소를 얻으려 하는 것보단 '영양제'에 의지하게 된다.

왜 그런 걸까?

어려서 즐겨 보았던 만화영화 '뽀빠이' 아저씨가 생각이 난다. '뽀빠이'의 대명사는 '시금치'였다. '시금치'를 먹으면 '힘'이 세진다고 만화영화를 통해서 듣고, 믿었다. 세월이 흘러 지금도 내가 내 아이에게 '시금치 먹으면 힘이 세져.'라고 말하며, 먹기 싫어하는 아이에게 '힘'이 좋아진다는 말로 회유하며 먹였던 기억이 난다.

시금치는 루테인이 풍부한 식재료로도 가장 많이 거론되고 있는 야채 중 하나이다. '시금치'는 베타카로틴, 엽산, 비타민, 철분 등을 함유하고 있다. 루테인은 눈 망막의 중심 시력을 담당하는 '황반'을 보호하는 역할을 하는 성분으로, 자외선과 청색광과 같이 눈을 괴롭히는 유해 요인으로부터 눈을 건강하게 지켜주며 시력 회복을 돕는다고 한다.

그동안 우리 밥상에 자주 올라오는 '시금치'를 눈 건강을 생각하면서 먹지는 않았을 거다. 이제는 뽀빠이 아저씨처럼 힘이 세지려면 '시금치'를 먹어야 한다는 말보단 '눈 건강'을 위해서 '시금치'를 먹어야 한다고 아이들에게 말하는 건 어떨까?

요즘은 시금치 피자, 시금치 계란말이, 시금치 전, 시금치 볶음밥처럼 우리 아이들이 거부감 없이 쉽게 먹을 수 있도록 생활 속에서 늘 먹는 반찬과 음식으로 자주 먹으면 굳이 애써 눈에 좋은 음식을 챙기려 하는 불편함을 없앨 수도 있는 것이다.

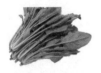

이 달의 눈에 좋은 음식

시금치

루테인 음식으로 가장 많이 거론되는 '시금치'
우리 주변에도 쉽게 볼 수 있고 밥상에도 자주 볼 수 있습니다
루테인은 자외선으로부터 손상을 입은 황반을 보호하는 역할을 하는데
자외선, 청색광 같은 눈을 괴롭히는 유해 요인으로부터
눈을 지켜주고 시력회복을 도와줍니다
시금치 피자, 계란말이, 시금치 전, 시금치 무침은 우리 아이들이
거부감 없이 쉽게 먹을 수 있는 음식입니다

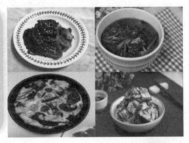

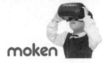

moken

"이모, 오징어가 눈에 좋다고요?"

"우리 엄마는 사각턱 된다고 오징어 못 먹게 하는데……."

"저는 마른오징어 먹을 때 하얀 가루 떨어지는 껍질은 엄마가 다 벗겨서 줘요."

"우리 엄마, 아빠 맥주 마실 때 먹는 안주인데……. 간식으로 먹어요?"

집에 놀러 온 아들 친구들에게 마른오징어를 간식으로 내주었더니 한 마디씩 한다.

남녀노소 누구나 즐겨 먹는 대표적 국민간식 오징어!

요즘 '오징어' 몸값이 굉장히 올라 잘 먹지 못하고 있어 아쉽다. 우리가 마른오징어를 먹을 때 대부분 하얀색 가루가 묻어있는 껍질은 다 떼어버리고 먹는 것이 보통이다. 그런데 그 껍질에 생기는 하얀 가루가 '타우린'을 많이 함유하고 있다는 사실!

마른오징어의 경우 소고기와 비교해 무려 3배가 넘는 1,259mg의 타우린을 함유하고 있다고 한다.

타우린 성분은 간의 독소 배출과 원기 회복에 도움을 주고, 오메가-3의 핵심 성분인 DHA와 EPA 성분이 풍부해 성장기 아이들의 기억력 향상에 좋고, '눈 건강'에 있어서는 망막을 보호하는 역할을 한다.

인체에 타우린이 부족할 때는 망막의 기능이 퇴화해 심한 경우 실명을 일으킬 수도 있다고 하니 '타우린'이 얼마나 중요한지 알겠다.

이렇게 평상시 간식처럼 마른오징어를 먹어주는 것도 눈 건강에 도움이 된다. 너무 딱딱해서 치아 건강이 염려된다면 다른 조리법으로 아이에게 섭취할 기회를 줄 수 있다.

성장기 때 너무 부드러운 음식만 먹는 것보단, 치아 건강을 위해서라도 어느 정도 딱딱한 음식을 씹어주는 것도 나쁘진 않을 것 같다.

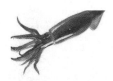

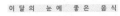

이 달 의 눈 에 좋 은 음 식

오 징 어

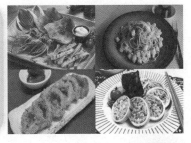

남녀노소 누구나 즐겨 먹는 국민 대표 식품 '오징어'
오징어에 들어있는 타우린은 오징어류를 건조 시 껍질에 하얀 가루로
마른 오징어의 경우 무려 1,259mg의 타우린을 함유하고 있습니다
타우린은 망막의 세포막인 다가불포화지방산이 자외선이나 다른
영향으로부터 과산화 되는 것을 억제해 망막구조를 안정화 하며
망막을 보호하는 역할을 합니다. 즉, 인체에 타우린이 부족할 때 망막의
기능이 퇴화하며 심한 경우 실명에 이르게 됩니다
아이들이 좋아하는 오징어로 다양한 요리를 즐겨 보세요

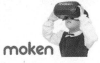

moken

아이들 대부분이 좋아하는 '바나나'는 거부감 없이 즐겨 먹는 과일 중 하나이다.

'바나나'에는 눈에 생길 수 있는 질환을 예방하고, 안구 조직을 보호하면서 안구건조증 예방에 도움이 되는 '안토시아닌'이 풍부하다. 우리 아이들이 좋아하는 바나나를 입맛에 맞게 바나나 튀김, 바나나 구이, 바나나 계란말이, 바나나 셰이크 등으로 자주 요리해서 먹으면 좋을 거다. 굳이 애써 비싼 영양제를 사 먹이지 말고 평상시 우리가 늘 먹는 음식에서 챙겨주는 습관을 기르도록 해보자.

이 달 의 눈 에 좋 은 음 식
바 나 나

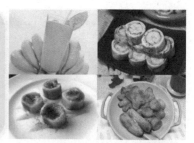

우리가 거부감 없이 즐겨 먹는 바나나에는 안토시아닌이 풍부합니다
안토시아닌은 눈에 생길 수 있는 질환을 예방하고 안구조직을
보호하며 안구건조증도 예방할 수 있습니다
우리 아이들이 좋아하는 '바나나'
입맛에 맞게 바나나 튀김, 구이, 계란말이, 쉐이크 등
다양한 조리법으로 아이들 간식으로 활용 해 보세요

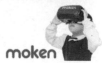

moken

평상시 우리가 즐겨 먹는 아이들의 대표 반찬 '김'에는 시력을 보호하는 비타민 A가 풍부하게 첨가되어 있다. 비타민 A는 눈 망막에서 시각 기능에 관여하는 영양소로 알려져 있다. 눈에 중요한 영양소 비타민 A뿐만 아니라, 비타민 B2, B5가 부족할 때 나타나는 눈의 증상으로 각막 주위가 충혈되고 눈꺼풀의 염증 및 눈곱이 끼거나 이물감이 느껴지며 약시가 나타나기도 한다고 한다.

아이들이 좋아하는 여름철 간식 중 '옥수수'에도 비타민 B2(리보플래빈), 비타민 B5(판토텐산)가 풍부하다고 하니 간편하고 쉽게 조리할 수 있는 옥수수밥, 옥수수 전, 옥수수 콘 등을 영양 만점 간식으로 추천한다.

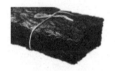

이 달 의 눈에 좋은 음식

김

'김'에는 비타민 A가 풍부합니다

비타민 A가 부족하면 빛에 대한 감수성이 나빠져

야맹증에 쉽게 걸립니다

비타민 A가 풍부한 김, 당근과 같은 음식을 먹으면

안구 표면의 점막을 건강하게 유지해 안구 건조증

예방과 시력감퇴 예방에 효과가 있습니다

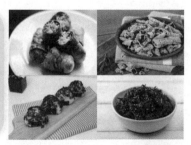

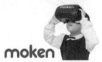

moken

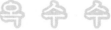

옥 수 수

눈에 중요한 영양소인 비타민 A,B,C,D,E 중 비타민 B2, B5가 부족할 때
나타나는 눈의 증상은 각막 주위가 충혈되고 눈꺼풀의 염증 및
눈곱이 끼거나 이물감이 느껴지며 약시가 나타나기도 합니다
아이들이 거부감 없이 즐겨먹는 옥수수에는 비타민 B2(리보플라빈)
비타민 B5(판토텐산)가 풍부합니다
옥수수 샐러드, 밥, 스프, 샌드위치, 전 등 간편하고
쉬운 조리로 아이들의 영양 만점 간식으로 추천합니다

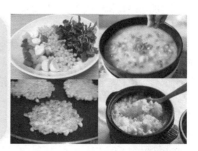

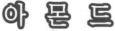

아 몬 드

아몬드는 비타민E를 공급하는 최상의 식재료로
눈 세포를 보호하고 시력저하 예방에 효과적입니다
아몬드에 함유된 비타민E는 키위, 오렌지 등 과일에 포함된 비타민C와 결합
할 경우 눈의 기능을 더욱 증진시키고 시력 저하를 예방할 수 있습니다
아몬드 일일 섭취량은 30g정도로 보통 한 줌 정도 되는데 통째로 먹는 것도
좋지만 갈아서 우유에 타서 마시거나 슬라이스 형태로 만들어 다양한
요리에 곁들인다면 거부감 없이 쉽게 먹을 수 있습니다

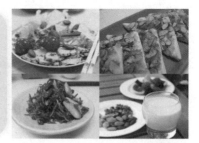

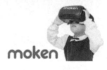

눈 세포를 보호하고, 시력 저하 예방에 효과적인 견과류 중 '아몬드'는 비타민E를 공급하는 최상의 견과류로 키위, 오렌지 등의 과일에 포함된 비타민C와 같이 섭취하게 되면 눈의 기능을 더욱 증진하고 시력 저하를 예방할 수 있다고 한다. 이런 아몬드 한 줌을 수시로 나눠서 간식 대용으로 먹도록 챙겨주는 엄마의 센스!

아무래도 아이를 키울 때 먹는 것으로 아이와 씨름하게 된다. 정말 스트레스를 받는 경우도 있다 보니 아무래도 아이가 좋아하는 음식 위주로 먹이게 된다.

음식이 아니어도 좋다. 결명자차나 율무차를 마시는 습관도 시력 관리를 하는 데 참으로 좋다.

우리가 흔히 알고 있는 결명자는 '눈을 밝게 해주는 씨앗'이라는 뜻을 지니고 있다. 물 대신 '결명자차'를 수시로 마셔주는 것도 좋고, 단백질과 비타민E, 필수 아미노산이 풍부하여 망막으로 들어가는 혈관을 좋게 하는 율무를 차로 끓여 마시는 등 눈의 충혈과 안구건조증 예방에 도움을 줄 수 있는 이런 차를 수시로 마셔보는 건 어떨까? 눈에 좋은 음료수로 생각하고 마시다 보면 자연스레 탄산음료, 청량음료가 좋지 않다는 것을 알게 된다.

눈 건강에 좋은 영양소가 가득한 재료들을 일부러 찾아서 요리로 만들어 아이들에게 주는 것은 너무 힘들다. 하지만 평상시 우리가 쉽게 먹을 수 있는 음식들에 조금만 관심을 기울이면 된다는 의미에서 거창하지 않은, 눈에 좋은 음식을 소개해보았다.

김, 옥수수, 마른오징어, 바나나, 아몬드 등은 평상시 쉽게 먹을 수 있는 음식들이다. 또 이 음식들 외에도 우리가 조금만 관심을 두고 살펴보면 우리가 늘 일상적으로 먹는 음식 중에서도 눈에 좋은 음식들은 참 많다.

요리 연구가도 의사도 영양사도 아니지만, 평소 우리가 자주 먹는 음식도 '눈 건강'을 생각하며 먹어보자. 눈에 좋다고 블루베리만 먹을 것이 아니라 평상시 자주 먹는 음식도 충분히 눈에 좋은 영양소가 있다는 것을 알고 먹자. 알고 먹는 것과 모르고 먹는 것은 큰 차이가 나기 때문이다.

우리는 아이들이 골고루 먹는 식습관을 길러 주기 위해 '뼈가 튼튼해지는 음식이야.' '몸에 좋은 음식이야.'라고 말하면서 아이들이 골고루 먹어 볼 수 있도록 한다. 이제는 '눈에 좋은 음식이야.'라고도 평상시 소개해주고 먹을 기회를 자주 주자. 어려서부터 입에 익숙한 음식은 성인이 되어서도 즐겨 먹기 때문에 아이들 역시 자신의 '눈 건강'을 인식하고 음식을 통해 영양분을 섭취하며 관리하는 습관을 기를 수 있을 것이다.

05

거꾸로 놀이하는 시력 관리

'거꾸로 교실', '거꾸로 걷기' 등에 관련된 이야기는 들어보았지만 '거꾸로 놀이하는 시력 관리'는 낯설 것이다. 무엇일까?

얼마 전 '거꾸로 걷기'가 뇌에 미치는 영향에 관련된 프로그램이 소개되었다. 방송에서 '거꾸로 걷기'를 소개하면서 "뇌 건강을 위해서는 뇌가 경험하지 않은 것을 반복해서 하라."고 전문의 이경석은 말하고 있다. '거꾸로 걷기'를 하게 되면 평상시 사용하지 않았던 근육과 근육 신경을 가동하는 뇌가 갑자기 당황하면서, 우리의 뇌는 일을 하기 위해 뇌 혈류가 증가되고, 뇌와 뇌세포가 상호작용하는 과정 속에서 '뇌 발달'이 된다는 이야기다.

이 이야기를 눈 건강과 관련 지어 생각해보면 눈 운동을 하면 눈의 시신경이 전두엽을 활성화해 '뇌'를 자극해 두뇌 발달에 도움이 된다는 것을 유추할 수 있다.

『시력회복 트레이닝』를 쓴 오구리 아키히로는 저서에서 '책 거꾸로 읽기' 트레이닝을 소개하고 있다. 거꾸로 책 읽기를 통해서 "평소에 쓰지 않는 눈 근육을 의식적으로 단련함으로써 눈 근육 전체의 균형이 생기게 된다."라고 한다. 이때 책을 거꾸로 돌린 상태에서 읽고, 내용이 이해가 안 돼도 계속 읽으면서 눈을 움직이는 것에 목적을 두라고 했다. 그래야 눈이 정상적인 기능을 할 수 있게 된다는 것이다.

여기에 한 가지 방법을 더 추가한다면 문장을 읽을 때는 마치 글자를 쓴다는 생각으로 한 자, 한 자를 눈으로 확인하며 읽어가는 것이다. 이렇게 하는 이유는 눈의 초점을 맞추는 운동을 하기 위해서라고 한다.

그동안 독서 코칭을 하면서 책 읽는 아이들을 살펴보니 읽는 방법도 다양하다는 것을 알 수 있었다. 어떤 아이는 천천히 책을 한 자, 한 자 읽으며 그림이 있으면 그림까지 살피며 읽는 아이가 있고, 어떤 아이는 글씨도 꽤 있고, 두꺼운 책임에도 '다 읽었어요.'라고 하며 덮어버리는 아이도 보았다.

아이 중에는 정말 내용을 이해하며 빠르게 읽는 아이도 있겠지만, 단시간에 책을 읽는 것은 눈에는 좋지 않다. 그 이유는 눈의 초점을 맞추며 글씨를 읽어가야 하는데, 초점을 맞추지 않고 읽는 것에 익숙해지면 눈의 초점을 맞추는 힘이 떨어질 수 있기 때문이다. 어떤 근육이든 사용하지 않게 되면 점점 퇴화한다는 이야기를 앞에서도 이야기를 한 바 있다. 이처럼 눈의 초점을 맞추지 않고 글자보다 문장 위주로 읽는 것은 시력에도 안 좋고 이해력도 당연히 떨어지기가 쉽기 마련이다.

우리 아이가 책 읽기를 좋아하는데 시력이 약하다고 생각한다면 이 방법을 사용하면 좋을 것 같다. 글이 적은 동화책을 거꾸로 세워놓고 한자, 한 자 집중해서 또박또박 읽기 시작해보자. 이게 어렵다면 애국가 4절을 적어서 1절부터 거꾸로 읽어도 좋을 것 같다.

'모겐아이' 프로그램에서도 '애국가'를 1절부터 4절까지 거꾸로 읽기를 했었다. 아이들은 마치 무슨 주문을 외우는 느낌이라고 했다.

"선생님, 애국가를 이렇게 거꾸로 읽어보니 꼭 마술 주문을 외우는 것 같아요."

"호호호, 맞아, 나라 사랑하는 마음을 길러줄 수 있는 주문이라고도 할 수 있지."

"그런데 애국가는 언제 불러요?"

이 말에 순간 당황했던 기억이 난다. 어렸을 때만 해도 '애국가'를 듣고 부를 기회가 많았다. 각종 행사 때나 놀이 시작과 끝, TV 정규 방송이 끝이 날 때도 빠지지 않던 '애국가', 심지어 학교에서 1절부터 4절까지 외워서 쓰는 시험까지 본 기억이 있다. 하지만 요즘은 애국가를 듣거나 불러볼 기회가 적어졌다.

이번 기회에 아이들과 함께 '애국가'를 불러보고, 읽어보는 것은 어떨까? 부모님께서 일러주는 '애국가'를 한 자, 한 자 거꾸로 읽어가면서 부모 사랑, 나라 사랑을 느낄 수 있는 시간이 될 것 같다.

동해물과 백두산이　　　동해물과 백두산이
마르고 닳도록　　　　　마르고 닳도록
하느님이 보우하사　　　하느님이 보우하사
우리나라 만세　　　　　우리나라 만세
무궁화 삼천리　　　　　무궁화 삼천리
화려강산　　　　　　　화려강산
대한 사람 대한으로　　　대한 사람 대한으로
길이 보전하세　　　　　길이 보전하세

이번에는 온 가족이 함께 거꾸로 놀이로 '물구나무서기' 놀이를 함께 해보자. '물구나무서기'를 하게 되면 머리 쪽으로 혈류량을 증가시키게 되고 신경계와 뇌의 활성화로 이어져 기억력이나 집중을 높이고, 평소 닿기 어려웠던 눈 주변 모세혈관에 혈액을 공급해 시력 건강에도 도움이 되는 등 여러 가지 좋은 영향을 줄 수 있다. '물구나무서기'는 처음에는 혼자 할 수 없는 활동이다. 아이가 할 때는 부모가 옆에 서서 한 다리, 한 다리씩 아이가 중심을 잡을 수 있도록 이야기를 해주면서 잡아주고 보살펴주어야 한다. 또 반대로 엄마, 아빠 중 한 명이 '물구나무서기'를 할 때는 아이와 남은 부모가 서서 중심을 잡을 수 있도록 도움을 주어야 한다.

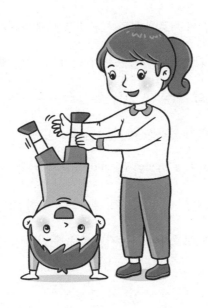

리사 스틱클리의 『물구나무서기』는 주인공 아이 스스로가 목표를 정하고 발전시켜나가는 과정을 담은 이야기이다. 어느 날 아이는 물구나무서기를 목표로 정했다.

첫날에는 1초 동안으로 시작해서 토요일은 6초 동안 물구나무서기를 하면서 다리 한쪽은 아빠가 잡아주어 큰 도움이 되었다고 생각한다. 그리고 아이는 이어 생각한다. '언제까지 아빠가 도와줄 수는 없을 거다.'라고. 그리고 이러한 과정을 통해 아이 스스로 앞으로는 자기의 삶을 책임지고 발전시켜가야 한다는 것을 깨닫는다는 성장 동화이다.

이처럼 가족 간에 서로에게 도움을 주고 신체와 신체가 접촉하는 과정을 통해 수많은 감정과 감각을 느끼게 되어 '뇌 발달'에도 큰 영향을 미친다. 건강한 정서와 자존감을 기를 수 있는 아주 좋은 것이 '몸 놀이'이다. 몸 놀이가 위험하지 않을까 하고 고민한다면, 일어나지 않은 일에 대한 고민은 잠시 접어두고 아이와 더 많은 접촉을 할 수 있는 놀이를 고민하자. 아이들은 몸 놀이 과정을 통해 예상하지 못한 일을 경험함으로써 자신의 몸을 어떻게 보호해야 하는지 스스로 판단하고 반응하게 될 것이기 때문이다.

'거꾸로 놀이하는데 시력 관리가 어떻게 돼?'라는 말은 말자. '생각을 바꾸면 행동이 바뀌고, 행동을 바꾸면 습관이 바뀌고…….(생략)'라고 미국 하버드대학교 교수였던 철학자 윌리엄 제임스는 말했다.

우리 부모가 먼저 생각을 바꾸고 행동이 습관이 될 수 있도록 우리 아이들의 '눈 건강'을 지켜주고 생활 습관이 되도록 이제는 함께 행동해야 한다.

06

다크서클 줄이는 눈 관리

"어머! 얘 다크서클 좀 봐!"

"조금 뛰고 놀았다고 다크서클이 무릎까지 내려왔다! 호호호."

조금만 피곤해도 다크서클이 유독 심하게 나타나는 아들을 보고 이웃 집 엄마가 종종 했던 말이다. 우리 아이는 성장 발육이 또래 아이들에 비해 좋은 편이었다. 그런데도 조금만 피곤하고 지치면 금세 눈 밑으로 '다크서클'이 자리를 잡는다. 처음에는 우스갯소리로 듣다가 주변에서 이런 소리를 종종 듣게 되니 염려가 되기도 하고, 듣기 좋은 말은 아니어서 속으론 조금 언짢은 기분이 들었다. '몸에 무슨 문제가 있나?', '지금 우리 애가 통통하고 운동 부족이라고 돌려 말하는 거야?'라는 생각이 들기도 했다. 그러나 후에 아이가 비만 경계선에 있었고 운동 부족으로 혈액순환이 원활하지 못했던 탓이었다는 것을 알았다.

지금은 미래의 축구선수를 꿈꾸며 매일 2시간 이상 동안 강도가 높은 훈련을 한다. 같이 훈련하는 아이들을 보면서 '부모들도 저렇게 하라고 하면 버틸 수 있을까?'라는 생각이 절로 들 정도로 아이들 모두 열심히 최선을 다해 훈련에 임한다. 부모가 시켜서는 저렇게 하지 못하겠다 싶다.

훗날 제2의 박지성, 손흥민이 되지 못해도 괜찮다. 국가대표, 프로 팀 선수가 못 되면 어떠하랴. 초등학생들이지만 지금 자신의 목표와 꿈을 정하여 그 방향으로 열심히 노력하고 도전하는 아이들에게 아낌없는 응원의 박수를 보내주고 싶다.

이렇게 매일 반복되는 힘든 훈련 속에서도 아이는 더 건강해져만 갔다. 알레르기성 비염과 저질 체력으로 감기를 달고 살았던 아이, 조금만 힘들어도 눈 밑 다크서클이 무릎까지 내려왔던 아이였는데……. 운동을 시작하면서 체중도 5kg 이상 감량되었고 감기로 인해 병원에 가는 일은 없게 되었다.

그리고 무엇보다도 조금만 힘들면 나타나는 다크서클이 아이의 컨디션을 대변해주었는데, 지금은 다크서클이 쉽게 나타나지 않는다. 유산소 운동이 아이들 시력 건강에도 큰 도움을 준다고 앞에서도 이야기했다. 유산소 운동과 호흡법으로 전신에 산소 공급과 혈액순환이 잘되고 있다는 것이다. 실제로 시력도 더 좋아져 2.0이다. 요즘 아이가 스마트 폰 사용과 온라인 수업으로 태블릿 사용을 장시간 했을 때는 확실히 다크서클이 쉽게 생기는 것이 보인다. 일본 안티에이징 의학 전문의 히비노 사와코는 "컴퓨터나 스마트폰을 지나치게 많이 사용하거나 며칠 동안에 걸쳐 수면 부족이 이어지는 경우 다크서클이 나타나기 쉽다."라고 말했다.

우리는 건강 상태를 확인하기 위해서 눈꺼풀 속을 확인하는 장면을 종종 방송을 통해서 또는 병원 검진 때 받아 본 경험이 있다. 그 이유는 눈동자와 흰자가 맑은지, 눈꺼풀 속 안은 선홍색을 띠는지 등 건강 상태를 눈을 통해 알 수도 있기 때문이다. 그중, 몸의 피로도를 바로 알 수 있는 것은 바로 눈 밑 피부에 나타나는 '다크서클'이다.

다크서클도 몇 가지 색을 띠는 유형으로 나타나는데 그 중 흔히 나타나는 파란색처럼 보이는 다크서클의 경우는 "혈액이 잘 순환되지 못해 혈액 속의 산소가 부족해지면 혈액이 검은색을 띠게 되는데 그것이 피부 밖으로 비쳐 보이는 것이, 바로 파란색 다크서클이다."라고 히비노 사와코는 말하고 있다. 이럴 때는 따뜻하게 눈 주위를 온찜질을 해주어 혈액 순환이 촉진되도록 해주는 것이 좋다.

우리의 몸은 약 60조 개의 세포로 이루어져 있다. 뇌에는 신경세포, 눈에는 시 세포 등의 세포들이 모여 몸을 조직하고 기능하게 한다. 세포 주변으로 미세한 모세혈관들이 퍼져 있고, 모세혈관을 통해 혈액은 세포로 영양을 전달하는데 이 기능이 원활하지 못할 때 노폐물들도 배출되기 어렵다. 그러다 보면 자연적으로 몸은 점점 면역력이 떨어지고 안 좋아지게 된다. 심장에서 멀리 떨어져 있어 '눈'까지 혈류가 원활하게 도달하기는 힘든 경향이 있다. 가느다란 모세혈관들로 이루어져 있는 눈 주변까지 혈류량이 미미하게 갈 수밖에 없다고 전문의들은 말한다. 그래서 장

시간 피로가 쌓이게 되면 눈 주변 근육의 유연성이 떨어져 눈에 혈류 부족 상태가 뇌어 혈액이 검은색을 띠게 되는 것이 '다크서클'이다.

그렇다면 다크서클을 줄이기 위해서는 어떻게 하면 좋을까?

그것은 수시로 눈에 생긴 피로를 풀어주는 것이다. 눈 주변을 따뜻하게 하여 혈액순환을 원활하게 해주는 것이다. 그래서 가장 쉽게 할 방법이 손바닥을 따뜻해질 때까지 비비는 것이다. 따뜻해진 손바닥의 체온(열기)으로 눈으로 덮어 눈 주변을 따뜻하게 한 뒤, 지압과 마사지를 한다. 이 방법을 매일 3~5회 이상 하면 확실히 눈이 선명해지는 느낌을 받고, 피곤이 풀리는 것을 경험할 것이다. 눈 지압 방법과 마사지 방법은 '모겐아이' 홈페이지에서 무료로 다운로드하거나 참고할 수도 있으니 이용해보자.

이렇게 손바닥 온찜질과 지압&마사지 방법은, 아이든 어른이든 언제, 어디서나, 시간과 장소에 구애받지 않고 할 수 있기에 생활 습관이 되면 정말 좋은 '눈 건강' 챙기기 습관이다.

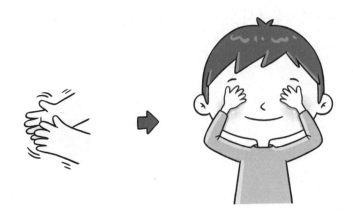

① 양손을 열이 날 정도로 비벼준다.

(아이가 좋아하는 노래를 부르면서 하면 좋다. 노래가 끝날 때까지 비
벼준다. 또는 파리 흉내를 내면서 손바닥 비비기를 해도 즐거워한다.)

② 따뜻해진 손바닥을 두 눈 위에 살며시 덮는다.

(이때 두 눈은 감고 지압과 마사지를 병행하면서 혈액순환이 촉진되
도록 한다.)

③ 이때 코로 숨을 들이마시고 입으로 내쉰다. (3번 반복)

①~③의 방법을 반복해서 3회~5회 정도 한다.

지압과 마사지 방법은 '모겐아이' www.mokeneye.co.kr 홈페이지를

참고하여 무료 체험할 수 있다.

손바닥 온찜질을 수시로 하는 방법과 또 한 가지 방법은 집에서 잠들기 전 또는 휴식을 취하면서 온열 찜질을 해보는 것이다.

우리는 슬플 때도 울지만 기쁠 때도 눈물이 난다. 그리고 눈을 보호하기 위해서라도 눈물을 흘려야 한다. 그리고 눈물만 흘리는 것이 아니라, 눈을 보호하기 위해 분비되는 기름샘(마이봄샘) 분비도 있다. 3초마다 한 번은 눈을 깜빡여줘야 안구를 촉촉하게 적실 수 있는데, 기름샘(마이봄샘)이 제대로 작용하지 못하면 눈이 뻑뻑해지고 쉽게 건조해져서 시력이 떨어지는 원인이 될 수 있는 것이다. 온열 찜질을 자주 해주면 눈 주변의 모세혈관을 통한 혈액순환을 돕고, 기름샘(마이봄샘)의 분비 기능이 원활하게 이뤄질 수 있도록 돕기 때문에 안구건조증과 다크서클를 예방하는 데 도움이 되니 꼭 실천해보면 좋다.

가정에서 손쉽게 할 수 있는 또 다른 방법은 '물수건 온열 찜질'이다. 따뜻한 물에 수건을 적셔서 사용하거나, 물수건을 전자레인지에 넣고 30초씩 앞뒤로 돌려, 따뜻해진 물수건을 눈 위에 올려놓는 것이다. 물수건의 따뜻한 것이 사라지면 수건을 치우고 손으로 눈 주변을 지압과 눈 마사지를 병행해준다.

　요즘에는 온열 눈 마사지 기기가 시중에 많이 나와 있지만, 가격 면에서 조금 부담스러우면 이렇게 물수건을 이용하거나 가성비 좋은 황토 볼 주머니, 곡식 찜질 주머니 같은 것을 이용해도 좋다. 매일 수시로 눈 주변을 따뜻하게 하는 것이 중요하기 때문에 무엇을 쓰든 내 아이에게 우리 가정에 맞는 제품을 사용하면 좋을 것 같다.

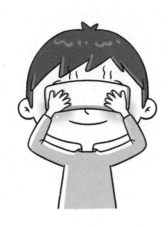

　① 물 적신 수건을 전자레인지에 넣고 1~2분 정도 데운다.

　② 따뜻해진 수건으로 두 눈을 살며시 덮는다.

　(이때 두 눈은 감고 있는다.)

　③ 그리고 코로 숨을 들이마시고 입으로 내쉰다. (3~5번 반복)

④ 수건의 온기가 식으면 수건을 치우고 그 주변을 지압과 눈 마사지를 해서 혈액순환이 촉진되도록 한다.

B는 안경을 쓰면서부터 눈 밑이 까맣게 되는 것 같다고 걱정을 했다. 아무래도 아무리 가벼운 안경이라도 눈가 주변에 무언가가 올려져 있다는 것이 아이에게는 심리적으로 불편함을 느낄 수 있는 문제이고, 그러다 보니 눈 주변에 혈액순환이 원활하지 못해 다크서클이 생기는 것이다.

현재 아이가 안경을 쓰고 있든, 쓰고 있지 않든 관리가 필요하다. 다크서클이 줄어들도록 눈 주변을 따뜻하게 해서 혈액순환을 원활하게 해주고 지압과 눈 마사지로 예방하는 방법을 지금부터라도 시작해보자.

눈이 좋아지는 자세

"애야, 눈 나빠진다. 떨어져서 봐라."

"엎드려서 책 보지 마라, 눈 나빠진다."

어렸을 때 엄마와 아버지에게 자주 듣던 말이다.

이상하게 '공부해라.'란 말보단 '눈 나빠지니 멀찌감치 떨어져서 봐라.'
라는 말을 가장 많이 들었던 것 같다.

'눈'이 좋아지려면 바른 자세 습관 또한 중요하다. 요즘 아이들의 바른 자세를 잡아주기 위해 만들어진 교정용 의자, 키 높이 책상, 각도 조절 독서대 등 다양한 상품들을 시중에서 많이 볼 수 있다. 그만큼 바른 자세 유지가 중요하다는 것이다. 특히나 성장기 아이들에게는 더욱 바른 자세가 중요하다. 자신도 모르게 비뚤어진 자세가 그대로 굳어지게 되면 시력 건강에도 안 좋은 영향을 주기 때문이다. 엎드려서 책이나 미디어 게임, 스마트폰, 태블릿PC 사용을 하게 되면 눈과 책(스마트폰, 태블릿, 게임 등) 사이의 간격이 가까워지고 그림자가 생겨 시력에 나쁜 영향을 미친다.

"날아간다. 날아가! 글씨가 철새도 아닌데 위로 치솟아 날아가고 있다!"

중학교 1학년 때, 담임 선생님께서 하신 말씀이 아직도 귀에 생생하게 들리는 듯하다. 왜 그때는 꼭 글씨를 쓸 때 나도 모르게 점점 한쪽으로 치우쳐서 엎드려 써 내려갔는지 모르겠다. 그런데 어느 날 내 아이도 그렇게 엎드려서 독서록을 쓰고 있는 게 아닌가……. 그 모습이 꼭 나를 보는 듯해서 '왜 꼭 안 좋은 모습만 닮아가는지…….' 하며 나도 모르게 쓴 웃음이 지어졌다.

아이가 쓴 독서록을 아이의 어깨너머로 슬쩍 보니……. 역시 글씨들이 철새들처럼 줄 맞춰 위로 날아가고 있었다.

"글씨 쓸 때 엄마가 엎드려 쓰지 말라고 했지!"

"또 엄마 잔소리하신다……. 이렇게 하는 게 편해요."

"누가 편한 걸 몰라? 엎드려서 쓰면 자세도 틀어지고 눈 나빠진다고!"

"그래도 이게 편해요……."

"얘가……. 자세가 얼마나 중요한데, 눈뿐만이 아니고 공부할 때 삐딱하게 앉아서 하면 몸 체형도 틀어지고 집중력도 떨어진다고. 그러니까 똑바로 앉아!"

오늘도 아이에게 똑같은 말을 반복해서 잔소리 아닌 잔소리를 한다. 요즘은 내가 우리 부모님들이 나에게 말했던 것처럼 '엎드려서 핸드폰 하지 마', '엎드려서 책 보지 마, 엎드려 쓰지 마', '똑바로 앉아', '고개 들고 봐!', '소파에 앉아서 TV 봐' 등 잔소리를 계속하게 된다.

그러나 어쩔 수 없다. 지금 시력이 성인까지 이어질 수 있는 문제이다 보니 늘 입에서 잔소리가 끊임없이 나온다.

"뒤로 가, 좀 떨어져서 봐!"

그렇다면 눈이 좋아지는 자세는? 당연히 허리를 곧게 편 '바른 자세'이다.

사람의 몸 중 가장 무거운 것이 '머리'이다. 시미즈 마코토는 머리의 무게를 볼링공의 무게와 비교해 "약 5kg으로 11파운드짜리 볼링공과 비슷한 수준"이라고 『7일 만에 눈이 '확' 좋아진다』에서 말하고 있다.

이렇게 무거운 머리를 지탱하기 위해서 목과 척추가 받쳐주는데, 목의 7개의 경추 중 1번과 2번의 경추 부위에는 눈의 기능을 담당하는 시신경이 이 사이를 통과하고 있다는 것이다. 시신경은 우리가 사물을 볼 때의 초점을 조절해주는 모양체의 기능이 원활하도록 해주는 기능을 담당하는 것으로 아주 중요한 역할을 하고 있다. 경추 1번과 2번이 틀어지게 되면 시신경이 압박을 받아 시력 감퇴에 영향을 주게 된다는 것이다. 그래서 '모겐아이' 눈 마사지 프로그램에서는 목 뒤 경추 1번과 2번과 귀 뒤쪽까지 지압하는 것을 아주 중요하게 생각하고 마사지를 하게 했다는 것을 알게 되었다.

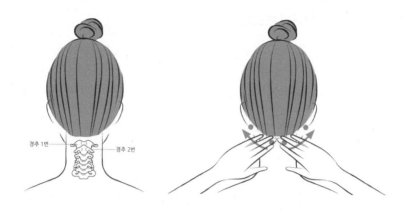

경추 1번　경추 2번

아이들의 '눈 건강'을 위해서라면 꼭 우리 아이의 자세를 살펴봐야 한 다. 올바른 자세를 유지하는 것이 쉬운 일은 아니기에 잔소리 아닌 잔소 리를 해서라도 꼭 올바른 자세 습관을 길들일 수 있도록 해주어야 한다. 아이들 같은 경우 척추를 바르게 세우는 힘이 약해서 자꾸 구부정하게 앉거나 기대어 앉게 되는데 평소에 이런 모습을 교정하지 않으면 그대로 몸에 배어 고학년으로 올라갈수록 더 고치기 힘들어진다. 허리의 힘을 키우는 스트레칭과 운동으로 아이들이 올바른 자세를 유지하도록 주의 시켜야 할 것이다.

눈 건강에 있어서 자세가 중요한 또 하나의 이유는 자꾸 엎드려서 생활 하고 글씨를 쓰다 보면 양쪽 시력에도 차이를 보인다는 사실 때문이다.

아마 눈 사용을 비교해본 적이 없어 생소할 수 있다. 우리가 흔히 말하는 오른손잡이, 왼손잡이가 있는 것처럼 눈도 오른눈잡이, 왼눈잡이가 있다는 것이다.

생각해보자. 오른손 사용하는 사람은 오른손 사용에 익숙해지다 보니 자꾸만 오른손 사용을 하게 되는 것처럼 눈도 같은 작용을 한다는 것이다. 그래서 자꾸만 한쪽으로 몸이 틀어지는 것이었다. 이렇게 자세가 틀어지면서 척추에도 나쁜 영향을 미치고 경추와 시력으로 가는 혈류 이동에도 순환 장애를 줄 수 있다.

오른손잡이 아이는 왼쪽으로 자꾸만 엎드려 읽고, 쓰기를 하고, 왼손잡이 아이는 오른쪽으로 엎드려 읽고, 쓰기를 한다. 그러면 그때 눈은 어느 쪽 눈이 더 많이 보려고 작용을 할까?

좌우의 시력이 굴절에 의한 차이로 '부동시'가 생길 수도 있는데, 만 6세 전에 부동시가 있으면 잘 보이지 않는 쪽 발달 지연으로 '사시'나 '약시'로 진행될 수도 있기에 어른들이 신경 써서 체크를 해야 한다. 생활하는 데에서는 큰 문제는 없겠지만 아이들은 좌우의 불균형을 모르기 때문에 눈의 피로도 쉽게 느끼고, 어깨가 아파도 표현을 못 할 수 있다. 만약 우리 아이가 자꾸만 자세가 바르지 않고 한쪽으로 치우치게 된다면 살펴 볼 필요가 있을 것 같다.

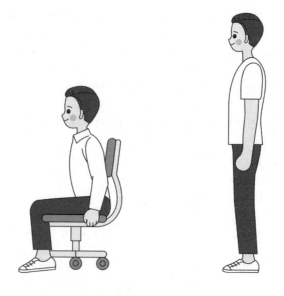

눈이 좋아지는 자세는 평상시 우리가 늘 말하는 '올바른 자세' 습관이 다. 책상에 앉을 때나 소파에 앉을 때, 그리고 평상시 생활하며 걸어 다 닐 때 '바른 자세'를 유지하는 것이 중요하다는 것이다. 바른 자세는 곧 시력을 좋아지게 하는 데 중요한 역할을 하기 때문이다.

08

아이(eye)도 휴식이 필요해

'띠리링~ 띠리링~띠리링'

알람 소리와 함께 '눈'이 제일 먼저 반응한다. 생각해보니 '눈'은 잠잘 때를 제외하고는 계속 움직이며 일을 한다는 것을 알 수 있다.

모처럼 쉬는 날에는 늦잠이라도 자고 싶지만, 가족과 함께 휴일을 즐겨야 한다. 자전거를 타거나, 쇼핑하거나, 놀이터나 공원으로 나들이 가며 휴식을 취한다. 그러다 조금 힘들어지면 '힘드니까 좀 쉬었다 놀자', '어디 앉아서 좀 쉬자', '에고 허리야', '에고 다리야' 등등 소리가 절로 나온다. 이렇게 잠시 쉴 동안 내 소중한 '아이(eye)'는 계속 일을 한다. 경치를 보든지 무언가를 계속 바라보고 탐색한다. 내 '아이(eye)'뿐만 아니라, 사랑스러운 내 아이의 '아이(eye)'도 쉴 새 없이 정보를 받아들이고 있다. 이렇게 우리가 깨어 있는 시간이 길수록 우리 '아이(eye)'는 부담을 느끼고, 우리의 뇌도 함께 깨어서 쉴 새 없이 활동해야 한다. 그러다 이것이 과부하가 생기면 자율신경의 균형도 깨지게 되어 시력은 물론 몸에 안 좋은 반응들이 나타나기도 한다.

그렇다면 '아이(eye)'는 언제 쉴까?

"아이들은 매일 신나게 놀고 있는데……. 그것이 쉬는 거 아닌가요?"

아이들이 신나게 뛰어노는 것이 아이들의 '쉼'이라고 생각해서는 안 된다. 어떤 아이는 에너지를 발산하면서 그 속에서 재충전 에너지를 받는 아이도 있겠지만, 또 어떤 아이는 정적인 활동을 통해서 자기만의 에너지를 받아 '쉼'을 느끼는 아이도 있다.

'쉼'이라는 것은 진정한 '휴식'을 말하는 것으로 아이마다 성향에 따라 그 '쉼'이 달라질 수 있다. 그리고 진정 휴식을 위해선 뇌도 잠시 쉬어야 한다는 것이다. 뇌가 쉰다는 것은 곧 '아이(eye)'가 쉬는 것으로도 해석할 수 있는데, 『천재보다 집중 잘하는 청소년이 성공한다』의 김동하 저자는 이렇게 말하고 있다.

"쉰다는 것은 뇌 과학적으로 볼 때 전두엽에 들어오는 정보를 차단하는 것이다. 이것은 뇌가 휴식을 취한다는 의미다. 뇌파를 측정했을 때 폐안 시 알파파가 강하게 형성되어야 한다. 다시 말해, 눈을 감았을 때 정보가 차단되고 편안해야 한다는 말이다."

그럼 커가는 우리 아이들의 소중한 '아이(eye)'에게 '쉼'을 주고 있나?

우리 아이들은 성장 발달을 위해 계속 다양한 형태의 교육을 받으며 시각 정보를 받고 있다. 하지만 이제는 뇌 발달을 위해서라도, 눈 건강을 위해서라도, 의식적으로 '아이(eye)'에게 쉴 수 있는 시간을 갖도록 해야 한다.

온라인 수업도 중간중간 먼 곳에 초점을 맞추고 눈을 깜박여주라고 하지만 이 또한 진정 '아이(eye)'가 쉬는 것이 아니다. 그렇다고 계속 잠만 잘 수 있는 것도 아니다.

앞에서도 이야기했지만, 호흡을 통해 '아이(eye)'에게 좋은 산소와 혈류를 공급할 때 잠시 눈을 감고 '호흡 명상'의 시간을 가져보는 것으로 눈도 쉬고, 뇌도 쉴 수 있는 것이다.

애플 창립자 스티브 잡스도 '명상'가라는 사실을 매스컴을 통해 익히 알고 있을 것이다. 요즘 유럽 상류층 자녀 교육에도 빠지지 않는 것이 이 '명상' 수업이다. 'AI 시대 그늘에 빛. 명상이 세상을 바꾼다.'라는 제목으로 첨단산업기업들이 임직원을 위해 명상 교육을 하고 있다는 내용을 다룬 기사를 보았다. 명상에 대한 효과와 그 증명은 많은 사례를 통해 뇌과학적으로도 입증되었고, 요즘 점점 일반화되어가는 추세이다. 그리고 명상이 학교 교육에서도 효과를 나타내고 있다는 연구 결과들도 많이 발표되었다.

그리고 앞으로 펼쳐지고 있는 4차 산업혁명 시대에는 공감 능력과 창의적 사고력을 가진 인성 좋은 사람이 성공하는 시대라고 추측하는데, 이처럼 '명상'은 우리 아이들에게 꼭 필요한 시간인 것이다.

스티브 잡스는 "명상을 통해 마음속에 있는 창조성을 최대화할 수 있었다."라고 말할 정도로 사색하는 시간을 즐겼다고 한다.

명상이라고 해서 꼭 가부좌 자세로 앉아 눈을 감고 오랜 시간을 침묵과 고요로 진행해야 하는 것은 아니라고 생각한다. 물론 정통적인 수행을 위해선 명상의 도를 지키며 행해져야 하겠지만 우리 아이들 같은 경우는 조금 다른 시선으로 바라볼 수 있고 실천할 수 있을 것이다.

우리 아이들이 그때그때 하는 호흡 시간만이라도 잠시 눈을 감고 잠시 멈춰 생각해보려 하는 그 자체만으로도 아이들에게는 명상의 시간이 되는 것이다. 이런 좋은 습관이 익숙해지면 아이들은 평상시 답답한 일을 경험했을 때나, 짜증이 날 때 어떤 당황스러운 상황이 생겼을 때 자신의 감정을 다스릴 줄 아는 놀라운 능력을 발휘하게 될 것이다.

스스로 내가 무엇을 좋아하는지, 내가 무엇을 잘하는지, 지금 내 상황이 어떤 상황인지, 나는 지금 바로 이 순간에 어떻게 행동을 해야 하는지 등 스스로 자신을 되돌아보는 시간의 작은 습관을 길러주는 것은 대단히 중요하다.

"넌 꿈이 뭐니?"

"없는데."

"꿈이 없다고?"

"응, 모르겠는데……. 내가 뭘 하고 싶은지 난 아직 모르겠어!"

"어떻게 꿈이 없어? 네가 커서 되고 싶은 것도 없어? 그게 꿈이잖아."

아이들끼리도 꿈이 있는 친구와 꿈이 없는 친구는 생활 태도가 완전하게 다르다. 고학년으로 올라갈수록 아이들에게 꿈이 뭐냐는 질문을 하면 대개는 '몰라요.'라고 대답을 한다. '왜 그럴까?'

요즘 우리 아이들은 참 바쁘다. 할 것도 많고 해야 하는 것도 많다. 그러다 보니 자신이 무얼 원하고, 무얼 해야 하는지 구체적으로 생각하고 실천해 볼 수 있는 경험이 줄어들고 있는 것 같아 안타깝다.

부모의 바람처럼 내 아이가 '축복받은 길로만 향해 갈 수는 없다.' 아이들이 자라면서 수많은 크고, 작은 갈등 상황을 만나고 시련과 좌절을 경험할 것이다. 그때마다 그 문제를 해결할 수 있는 사람은 엄마도, 아빠도 친구도 아니다.

오롯이 '나' 스스로가 견디고 이겨나가고 시련과 좌절을 딛고 다시 일어나야만 하는 것이다. 그러기 위해서는 그 누구보다도 자기 '자신'을 잘알아야 하는 것이다. '나'와 진정한 친구가 되어야만 하는 것이다. 이를위해서는 '나'를 만나는 명상의 시간이 필요하고, 그 시간 동안은 깊은 호흡과 '쉼'으로 정신과 마음의 건강에, 그리고 시력 건강에도 도움을 주는것이다.

다음에 소개하는 '호흡 명상'은 아주 쉽게 온 가족이 우리 아이와 할 수있는 것이다. 일주일에 한 번이라도 이런 '호흡 명상'을 온 가족이 함께해보는 좋은 습관을 들여보자. 처음부터 익숙해지는 습관은 없다. 작은습관들이 모여, 그 아이의 바른 성품과 인성을 만들어준다고 생각한다.

① 아이와 함께 가장 예쁜 방석 또는 카펫을 깔고 앉는다.
  (사전에 아이에게 왜 '호흡 명상'을 하는지 알려주는 시간을 갖도록 한다.)
② 두 눈을 살며시 감고 숨을 깊게 코로 들이마시고(이때 배가 불룩 나오도록) 잠시 멈췄다, 천천히 입으로 후~~~하면서 내뱉으며 숨 쉰다.(이때 배는 쏙 들어가게 한다.) 이 호흡을 세 번 정도 한 후

③ 지금 우리 눈앞에 있는 (상상의) 촛불이 춤을 추는 것처럼 살며시 입으로 불어본다.

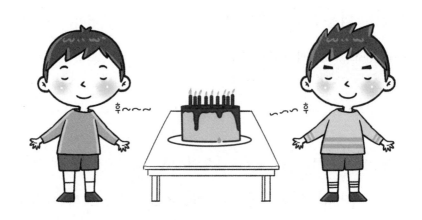

ex: "교건아. 지금부터 엄마랑 생일 축하 촛불 놀이 할 거야. 하지만 진짜 케이크와 초가 있는 것은 아니야. 교건이랑 엄마가 호흡하면서 우리 눈앞에 맛있는 케이크 위에 교건이 나이만큼 초가 타고 있다고 생각하고 입으로 불어 꺼볼 텐데 이때 초를 후! 하고 확 꺼버리는 것이 아니고, 촛불이 춤을 추는 것처럼 숨을 아주 천천히 후~~~~불면서 꺼보는 거야."

이 호흡 명상을 통해 '아이(eye)'에게 산소를 공급하고 눈을 감아 '뇌'도 쉴 수 있도록 해주는 시간을 의식적으로 가져보도록 하자. 분명 우리 '아이(eye)'도 쉴 수 있고 '아이'의 건강이 향상되고 마음 근육도 단련되는 놀이가 되는 것이다.

우리 '아이(eye)'를 쉬게 해주자! 잠도 잘 자고, 깊은 호흡 습관으로 '아이(eye)'에게 건강한 산소를 불어넣어주자. '아이(eye)'가 쉴 수 있도록 잠시 눈을 감고 있어 보자.

"안녕! 마음아~", "안녕! 생각아, 오늘도 내 안에 있는 나를 만나러 왔어."라고 아이에게 마음속으로 내 안에 있는 '나'에게 인사하며 말을 시켜 보라 하자. 이 놀이에 익숙해지고 습관이 형성된 아이는 분명 세상을 살아가면서 자기 자신을 지킬 줄 아는 멋진 아이로 자랄 것이다.

시력 UP

맑은 시력 지켜주는 어린이 눈 관리 프로젝트

5 장

눈이
좋아지면
뇌도
좋아진다

눈이 좋아지면 뇌도 좋아진다

요즘 들어 실내 생활이 늘면서 아이들 놀이의 활동 폭이 많이 줄었다. 그리고 요즘은 심각할 정도로 시력이 안 좋은 아이들이 정말 많이 있다.

온라인 학습과 무수한 SNS 영상과 게임에 빠진 아이들이 늘면 늘었지 줄어들 수 없는 환경 속에 있다 보니 상황은 더 심각해지고 있는 것 같다. 그리고 눈 건강에 대한 부모의 무관심과 정보 부족이 우리 아이들의 시력 저하로 이어지고 있다.

'눈이 나빠지면 안경을 쓰든지, 렌즈를 이용하면 되지.'라고 생각하는 부모님들이 의외로 많이 있다. 하지만 문제는 여기서 끝나지 않는 것이다.

눈과 뇌는 밀접한 관계가 있다. 눈으로 보는 80% 이상의 정보가 뇌로 전달된다는 사실을 알고 있어야 한다. 그런데 눈이 나빠져서 뇌로 전달하는 정보가 부족해지니 그만큼 뇌가 덜 움직일 것이고, 집중력과 기억력에도 영향을 줄 수밖에 없는 것이다. 그러니 '건강한 눈'에 의해 학습 능력과 집중력, 운동 능력 등 모든 것이 좌지우지된다고 해도 과언이 아니라 할 수 있다.

뇌는 스스로 보고자 하는 것을 시력을 통해 표출한다. 그러나 그 '보고자 하는 힘' 없이 쉽게 안경이나 렌즈를 통해 인위적으로 잘 보이게 되면 뇌의 '보고자 하는 힘'의 기능은 약해져 집중력과 기억력이 필요한 학습 능력과 운동 능력에 영향을 주게 된다는 것이다.

1990년대부터 미국에서는 '시력은 눈의 기능으로 결정되는 것이 아니라 눈에서부터 뇌까지의 종합적인 과정의 결과물'이라고 보았다고 한다.

그리고 그와 관련된 학회에서는 "눈으로 본 자극으로 뇌가 성장하기 때문에 하루라도 빨리 시력을 개선해야 한다."라는 발표도 했다고 『눈은 1분 만에 좋아진다』의 저자 콘노 세이시는 말하고 있다. 실제로 교육열이 높은 부모일수록 '시력은 아이의 미래까지도 바꿔놓을 수 있는 중요한 열쇠'라고 생각한다는 것이다. 그래서 오히려 쉽게 인위적인 안경이나 렌즈의 도움 없이 시력을 개선할 방법을 찾아보고 개선하려 노력한다.

유치원 교사로 근무할 당시, 늘 금요일이면 지방으로 '시 기능 훈련'을 받으러 다니는 R이 있었다. 그 당시 '눈 운동'이란 말 사용이 아닌 '시 기능 훈련'이라고 했다. R은 한쪽이 사시로 안경을 착용했을 때는 눈동자가 똑바로 보이지만 안경을 벗으면 바로 눈동자가 위쪽으로 돌아가는 모습에 처음에는 많이 당황했던 기억이 난다. 학기 초 R의 부모님과 상담을 했을 당시 말씀했던 것이 기억이 난다.

"R이 말이 조금 늦고, 기어 다니는 단계를 거치지 않고 걷기를 시작했어요. 겁이 좀 많은 성격이에요. 선생님, R이 유치원에서 안경을 못 벗게 신경 써주세요. 그리고 친구들에게도 R이 안경을 벗어보라는 말을 하지 않도록 부탁드릴게요."

그때만 하더라도 7살 유치원생 아이가 안경 쓴 경우가 드물었기 때문에 특별히 더 신경을 썼던 기억이 난다. 하지만 문제는 R이 안경을 착용해서가 아니었다. 시간이 흐를수록 R은 야외 활동을 할 때나 지하 강당 등으로 이동할 때 계단 오르고 내려가기를 지나치게 무서워했다.

그뿐만 아니라 수업 집중도나 참여도가 또래와 비교해 현저히 낮았고 의사 표현에 서툴러 대화보단 먼저 소리를 지르거나 친구를 꼬집는 등의 문제행동을 보이는 모습을 자주 보였다. 유치원 생활에서 지켜야 할 기본적인 규칙 또한 잘 이해하지 못했고 그림 그리기나, 글씨 쓰기 같은 활동을 힘들어했다.

그러다 보니 또래 관계에서도 크고, 작은 싸움이 벌어지고, 자꾸 위축이 들고 아이가 소리를 지르거나 욕하며 발길질을 할 때가 빈번하게 늘었다. 이런 모습을 지켜볼 수가 없었기에 다시 학부모 상담을 했고 어머님께서는 검사를 받아 보겠다고 했다. 다행히 유아 ADHD는 아니었지만 시 기능 평가에서 시 기능에 문제가 있다는 결과가 나왔다고 했다.

시 기능 이상이 있는 아이들은 읽기나 학습 활동에서 안절부절, 좌절감, 주의 산만, 과잉 행동 같은 모습이 나타나 자칫 ADHD로 오인할 수도 있다는 것이다.

그 후로 R은 금요일마다 눈 치료를 받으러 지방까지 엄마 손에 이끌려 다녔다. 후에 졸업할 때쯤 R의 모습은 의젓한 아이의 모습으로 변화되어 있었다. '초등학교 생활도 잘 적응할 수 있게 되어 다행이다.'라는 말을 했던 기억이 난다.

후에 R의 엄마에게 들은 이야기로 초등학교에 가서 '독서왕'으로 뽑혀 상도 받고 방과 후 농구 교실도 다니면서 성격도 많이 밝아졌다는 이야기를 들었다. 지금 생각해보니 보니 R이 매주 금요일마다 먼 곳까지 눈 치료를 받으러 간 것이 '시 기능 훈련'을 통해 초점 맞추기라든지, 운동 시력 훈련 등을 받았던 것이었을 거라 생각된다.

이렇게 '눈 건강'은 한 아이의 인생을 좌우하게 된다. 지금 '내 아이는 시력이 좋아서…….'라고 생각할 수도 있다. 모든 건강이 그렇겠지만 특히 시력은 나빠졌다고 해서 바로 나타나는 것이 아니고 서서히 진행되다 나빠진 다음에 그 사실을 알게 되는 것이 시력이다. 그렇기에 사전 예방하려면 정기적 검사와 관심으로 관리하고, '시 기능 불편자가 테스트 (COVD-QOL)'라는 것을 통해 자가 테스트도 해볼 수 있다.

"눈이 볼까요? 뇌로 볼까요?"

'모겐아이' 프로그램을 통해서나 독서 모임을 통해서 만난 엄마들과 소통하면서 아이들 '눈 건강'에 대한 이야기가 나올 때면 필자는 엄마들에게 자주 이렇게 질문했다. 그러면 엄마들은 잠시 생각하다,

"호호호, 한 번도 생각해 보질 않아서……."
"눈과 뇌가 연결되어 있으니 같이 보는 거 아닌가요?"
"그야 '뇌'로 보는 거겠죠?"
"닭이 먼저냐 달걀이 먼저냐? 같은 질문인데요."

우리는 아이들에게 건강을 위해 유기농 식품과 건강에 좋은 음식을 먹이려고 늘 신경 쓰고 신중하게 선택한다. 그리고 아이들의 뇌 발달에 좋은 놀이와 학습 프로그램에 대해 끊임없이 생각하고 정보 수집을 하며 아이가 경험할 수 있도록 기회를 준다.

뇌 발달을 위한 다양하고 무수한 정보들은 많지만, 그에 반해 눈을 통해 뇌 발달에 영향을 줄 수 있다는 눈 건강 정보와 프로그램이 턱없이 부족한 것이 유아 교육 프로그램을 개발하는 한 사람으로서 매우 안타깝게 생각한다. 시력은 어렸을 때 완성된다는 전문의들의 견해가 있음에도 현실적으로 우리 부모들은 '눈 건강'보단 '뇌 발달'에 더 많은 관심과 노력을 기울인다.

하지만 앞으로는 '눈이 좋아지면 뇌도 좋아진다.'라는 것을 기억해두자. 입으로 먹는 것이 바로 우리 몸의 건강과 직결되는 것처럼, 이제 눈으로 보는 것은 바로 뇌와 직결된 것을 인지해야 한다. 그리고 눈으로 보는 모든 것은 뇌 발달로 직결되고 있으니 우리 아이들에게 좋은 것만 볼 수 있게 해주자. 눈 운동을 통해 건강한 시력으로 세상의 좋은 정보와 바람직한 것만 볼 수 있도록 아이들의 눈 건강을 위해 '눈 운동'이라는 좋은 습관을 길러주자. 왜냐하면 '눈'이 좋아지면 '뇌'도 좋아지기 때문이다.

두뇌 발달 되는 시력 관리는 따로 있다

"선생님, 이제는 글씨가 눈에 잘 들어와요."

"책에서 읽은 이야기들이 머릿속에서 그림처럼 그려져요."

"나는 영화 보는 것처럼 한 장면, 한 장면이 떠올라요."

"이제 글씨가 적은 책들은 시시해요."

"주인공 이름이 많이 나와도 다 기억되는 것이 신기해요."

"전 이 책들을 죽을 때까지 갖고 있을 거예요."

얼마 전 초등학교 2학년에 올라가는 아이들과 겨울방학 동안 고전 명작인 발데마르의『꿀벌 마야의 모험』, 라이먼 프랭크바움의『오즈의 마법사』등 250페이지가 넘는 책을 시간을 나눠서 함께 읽어보았다. 그때 아이들이 읽으면서 한마디씩 한 반응들이다.

처음에는 책에 그림이 없어서 놀랐고, 깨알 같은 글씨를 보고 놀랐다. 하지만 이제는 아이들은 이야기를 읽고 들으면서 스스로 머릿속에서 이야기의 전개가 펼쳐지고 있다고 한다. 여러 명의 아이가 함께 모여 30분 정도 한 명씩 책 읽기를 했다. 시간은 모래시계(3분용) 모래가 다 떨어져 내려올 때까지 읽고, 다음 옆 사람에게 넘기는 식으로 진행했다.

익숙하지 않다 보니 무척이나 힘들어했다. 앉아서 누군가의 이야기에 귀 기울이고, 그림도 없는 작은 글씨의 책을 소리 내어 읽는다는 것이 아이들에게 쉬운 일이 아닌 것은 사실이다. 하지만 겨울방학 동안 뜻깊은 독서 활동 하자는 의미로 고전 명작을 선택해보았다. 처음 몇 번의 모임은 30분이 꼭 1시간처럼 느껴질 정도였고, 필자 역시 아이들 옆에서 듣고 있으면서도 그 내용을 이해하기가 힘들었다. 하지만 이렇게 시작한 것이 횟수를 거듭할수록 아이들에게 변화의 모습이 나타났다.

그림이 없고 글씨가 많다 보니 문장을 읽으면서도 행간을 헷갈려 손가락으로 집어가며, 또는 책갈피로 행간의 줄을 맞춰가며 읽던 아이, 입으로 읽긴 하지만 도대체 무슨 말인지 이해가 가질 않는다는 아이, 왜 '꽃'에 대한 이야기를 하면서 주절주절 설명도 많고 말이 많다고 짜증을 부리던 아이들이 한 100페이지 정도를 넘어서면서부터는 이야기 속으로 몰입하는 모습이 나타났다. 물론 좀 더 빨리 적응하고 이해하는 아이도 있었지만, 평균적으로 책의 중간 전부터 몰입 속도가 눈에 띄게 다르게 나타나 놀라웠다.

양쪽 눈으로 즉 수정체와 망막의 시 기능을 통해 받아들여지는 외부 세계 정보는 시신경을 통해 '뇌'로 전달되어 비로소 '본다'라는 것으로 나타난다. 시각 영역을 담당하는 뇌 후두엽과 영상화하는 전두엽은 그 모양과 색 그리고 움직임 등 보이는 것을 해석하는 역할을 한다. 그러나 요즘은 무수한 빠르고 요란한 영상물과 미디어 정보를 많이 접하다 보니 아이들의 뇌가 자극 반응에 익숙해지면서, 뇌를 사용하지 않고 바로바로 보는 것에 익숙해지고 있다.

아이들에게 '우리 생각해볼까?' 하고 질문을 하면 제일 먼저 '몰라요'라는 말이 나온다. 정말 몰라서 '몰라요'라고 하는 것이 아니고 생각을 깊게 안 하려고 하는 경향이 크기 때문이다. 아이 스스로 생각하지 않고 부모가 지시하는 대로, 영상과 게임을 통해 빠르고 요란한 것에 익숙해지다 보니 전두엽을 건너뛰고 시각 자극 반응으로만 보게 된 것이다. 우리 아이의 '뇌'를 발달시키고 싶다면 많은 것을 눈으로 천천히 보고, 듣고, 생각하게 해야 한다. 이렇게 본 정보들을 '봤다'로 시각화하기 위해서 뇌는 열심히 전두엽을 사용하게 될 것이다. 이렇게 보는 것이 '두뇌가 발달하는 시력 관리' 눈 습관이다.

우리 아이들은 부모의 관심과 열정으로 어려서부터 독서를 많이 한다. '독서를 왜 하는 것인가?' 단지 '세상의 경험을 책을 통해서 느끼게 해주려고?' 물론 그 이유도 있겠지만 궁극적인 것은 결국 학습의 기본이 되기 때문이 아닌가? 옛날 고전 같은 경우 정말 한 사물을 표현하기 위해서 무척 자세하게 묘사하고 설명하고 이야기한다. 그런 이야기 전개에 익숙하지 않은 아이들은 당연히 처음에 책 내용이 이해가 안 되니 한 글자 한 글자 천천히 읽음으로써 시력 관리가 되었다. 또 이렇게 읽어 가다 보니 그 내용이 머릿속에서 정리가 되면서 이미지화로 연결지어져 '뇌 발달'도 되었던 것이다.

'눈이 좋아지면 뇌도 좋아진다.' 이 말을 생각하면서 우리 아이에게 눈이 좋아지는 놀이를 경험하게 해주자. 집에서도 쉽게 해볼 수 있는 놀이를 통해 우리 아이 시력 관리와 뇌 발달에 도움을 주는 유익하고 즐거운 경험을 가져보는 것도 좋을 것 같다.

▶ 놀이 1 – '낱말 찾기' 놀이

흩어져 있는 낱글자를 조합하여 낱말을 만드는 과정이다. 이 놀이는 한글을 막 배우기 시작하는 아이부터 저학년까지 재미있게 할 수 있는 활동으로 흩어져 있는 낱글자를 조합하여 단어를 만드는 것이다. 주의할 점은 고개는 움직이지 않고 눈으로만 찾는 것이다. 이 놀이는 많은 글자 속에서 지정해준 글자를 찾아 조합하는 과정에서 글자들을 집중해서 보아야 하고 인식하기 때문에 집중력과 인식 능력을 키우고 여러 글자 중 각 문자를 인식해 연결해야 하기에 뇌를 활성화해준다.

① 흰색 전지를 반으로 자른다.
② 절반으로 나눠진 전지 위에 엄마는 낱말들을 흩어져 한 글자, 한 글자씩 적어둔다.

(전지의 양 끝을 고정하여 바닥에 붙여놓던지, 벽에 붙여놓아도 된다.)

③ 사전에 종이에 몇 가지 단어를 미리 적어둔 것을 엎어놓는다.

 (ex: 바다, 하마, 나비, 마차, 파도…….)

④ 순서를 정하여 한 명씩 엎어진 색종이를 뒤집어 읽어본다.

 (ex: '바다', '하마')

⑤ 기다리고 있었던 사람은 불러준 낱말을 눈으로만 찾는다.

 찾았을 경우 '찾았다'라고 외치고 색연필로 찾은 글자에 'O'으로 표시
를 해놓는다.

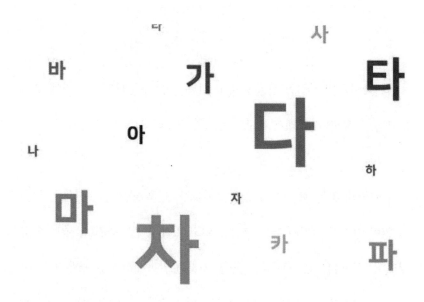

눈 운동이 공부머리도 향상시킨다

어린아이들은 자신의 시력이 좋고 나쁨을 잘 구분하지 못하기에 표현도 잘하지 못한다. 그래서 부모가 유심히 관찰하고 신경 써야 한다.

아이의 책 읽는 모습을 유심히 살펴보자. 간혹 아이들은 한참을 책을 잘 읽어 가다가 자기가 어느 부분을 읽고 있는지 깜빡하거나, 행간을 건너뛰어 읽는다든지, 또는 같은 곳을 여러 번 반복해서 읽는 경우를 본 적이 있을 것이다. 이럴 때 부모들은 아이의 모습을 보고 '집중력이 부족하다, 산만하다, 이해력이 떨어진다.' 등으로 생각할 수도 있지만, 시력 문제일 가능성으로 생각하는 부모들은 몇 사람이 안 되는 것 같다.

미국의 제36대 린든 존슨 대통령의 자녀가 노력을 많이 하고 있음에도 불구하고 성적이 나쁘게만 나왔다고 한다. 그 이유를 찾던 중 '눈 기능 검사'를 받았는데 그 결과, 눈으로 정보를 처리하는 것에 문제가 있음을 알았다고 한다. 그 후에 '비전 트레이닝(눈 운동 프로그램)'을 열심히 한 결과 성적 또한 조금씩 올랐고, 대학에 입학 후에는 우등생까지 되었다는 말이 전해지고 있다.

미국은 오래전부터 '비전 트레이닝(눈 운동 프로그램)'이 있었다. 그래서 시력이 나쁘다고 해서 바로 안과나 안경점을 찾는 것이 아니라, 이런 '비전 테라피' 센터에서 문제점을 찾아 개선하고 있다고 한다.

'비전 테라피(비전 트레이닝, 시각 교정술, 시력 훈련, 눈 운동)'란 눈과 관련된 증상들 즉 '눈의 움직임과 관련된 기능적'인 것과 '눈으로 본 정보를 뇌에서 지각하는 기능'의 문제점 등을 개선하기 위한 임상적인 접근 방법이다.

현 미국 43개 주가 '비전 테라피'를 시각 교정술, 또는 그와 유사한 검안법과 관련된 치료법으로 명확히 규정하고, 보건복지부와 건강관리센터 모두 비전 테라피를 시각검사법에 포함하게 하고 있다고 한다.

우리나라도 이런 시 기능 훈련 센터들이 있다. 하지만 아직까진 시 기능에 문제가 되는 부분을 개선하고 치료를 위한 목적으로 이용하다 보니 가격 또한 높고 치료 목적이라는 인식이 더 많다. 그러다 보니 예방 차원으로 이용하는 것은 아직 일반화가 되어 있지 못한 건 사실이다.

'눈 건강'에 관심을 두게 되면서 눈 건강 관련 모임에서 알게 된 S 엄마의 경우는 '눈 운동'에 대해 확고하게 신뢰를 하고 있었다.

"우리 S가 초등학교 입학할 때 한글을 떼지 못하고 들어가서 걱정을 참 많이 했어요."

"요즘은 일부러라도 한글 공부 빨리 안 시키는 부모님들도 많아요. 학교 가면 자연스럽게 뗄 수 있어요. 우리 때와는 또 달라요."

"주변에서 다들 그렇게 말해서 저도 그런 줄 알았어요, 그런데 시간이 지나도 나아지지 않고 심지어 틱 증상까지 보이는 거예요."

"어머, S 엄마, 많이 놀랐겠어요."

"네, 그래서 발달 센터 가서 검사도 받아보았지만 좀처럼 좋아지지 않다가 우연히 '비전 테라피'라는 것을 알게 되었고 검사를 받아보니 시 기능 이상으로 초점이 맞지 않아 글씨가 흔들리고 겹쳐서 보이는 난독증이었더라구요."

"그럼 아주 오래 시 기능 훈련을 받았겠어요. 말하기 전까지 전혀 몰랐어요."

"2년 넘게 다녔던 것 같아요. 주말마다 다녔는데……. 그때 생각하면 눈물 나요."

"엄마도 S도 여러모로 고생 많이 했겠어요."

"네, 그래도 S가 싫단 소리 없이 따라다녀줘서 그게 제일 고맙죠. 아이들 눈 건강은 오롯이 부모가 책임져야 한다고 생각해요. 부모가 포기하면 아이는 평생 나쁜 시력으로 살아가게 되어 있어요. 저 같은 경우는 운전도 하지 못하는데 그 먼 곳을 오가다 보면 하루가 다 가서 내 일을 할 수 없었거든요. 진짜 포기하고 싶었어요."

"S 엄마, 진짜 장하네요. 그때 엄마가 포기하지 않아서 S가 지금은 중학교도 잘 다니고 전교 회장도 하고……. 말하지 않았으면 몰랐겠어요. S에게 그런 어려움이 있었는지요."

S 엄마는 지금은 말하면서 웃을 수 있다고 했다. 그때를 생각하면 정말 속상한 마음 이루 다 말할 수 없었고, 포기하고 싶은 마음이 진짜 많았지만, 아이의 미래를 생각하면 그럴 수 없었다고 했다. 시 기능 훈련을 한 1년쯤 해보니 아이가 서서히 변화되는 모습을 느낄 수 있었고, 엄마 나름대로 자료도 찾아보고 책도 읽고 해서 엄마의 지도하에 꾸준히 '눈 운동'을 하고 있다고 한다. 눈 운동을 하기 시작한 지 한 5년 정도 들어섰고, 중학교에 들어가면서부터는 아이 스스로가 습관이 되어 수시로 눈 마사지도 하고, 공부할 때 틈틈이 자기만의 방법으로 시력 관리를 한다고 한다. 눈 운동하던 습관이 익숙해지면서 학습에도 많은 도움을 받고 있다고 했다. 시각 정보를 받아들이는 것에 대한 나름의 노하우라 했다.

아이가 눈 운동으로 공부머리를 향상하기 위해서는 일단 눈 운동 습관이 몸에 배어 있어야 한다고 했다.

얼마 전 EBS 다큐프라임 〈4차 산업혁명 시대 교육 대혁명(2부: 평가의 틀을 깨라)〉 편을 시청하면서 교육 현장에서 '눈 운동'을 실천하는 학교가 있어 굉장히 반가웠다. 경기도 동두천에 있는 이 중학교는 '카이스트 국가 미래 전략 보고서'에 채택된 '5차원 수용성 교육 프로그램'으로 소문난 학교이다.

'5차원 수용성 교육 프로그램'이란 '지력, 심력, 체력, 자기관리 능력, 인간관계 능력' 등 다섯 가지의 전인격적 인성을 회복시키기 위해 '수용성'을 함양하는 교육법인데 국가 교육 전략을 위한 '카이스트 교육법'이다. 카이스트 '미래교육연구회' 위원회장인 원동연 박사는 "모든 걸 가리켜도 못 받아들이는 아이들이 있는데 그 아이들의 뇌파를 눈을 뜬 상태에서 찍어봤더니, 뇌파에 수면파가 떠다니고 있었다."라고 했다. 이것은 아이들의 몸의 프레임이 이미 망가져 새로운 정보를 수용하지 못하고 있다는 것이다. 그래서 공부시간에 집중하지 못하고 졸음이 오는 것이라는 거다.

"저희가 아침에 일어나면 부스스하고 몸도 완전히 안 깨어 있고 정신도 몽롱하잖아요. 이렇게 몸을 두드리면서 정신도 맑게 깨워주고 몸도 좀 더 부드럽게 움직이게 해줘서 아침 1교시 수업 때 좀 더 집중할 수 있도록 도와주는 체조예요."

이 학교에 재학 중인 한 여학생의 인터뷰 내용이다. 이렇게 아이들도 스스로 상태를 점검하고 학습을 시작하는 것에 긍정적인 반응을 나타내고 있었다.

이 중학교는 '5차원 수용성 교육 프로그램'을 운영하면서부터 매일 아침 아이들의 체력과 뇌파를 깨우기 위해 스트레칭과 '안구 운동'으로 뇌와 몸을 깨운다. 이 학교에서는 독서를 통한 '안구 운동'을 5차원 수용성 교육 중 지력에 해당하는 '집중력'을 키워주는 데 큰 도움이 된다고 생각하고 실천을 하는 것이다. 화면 속에서 중학교 학생들이 안구를 이리저리 굴리는 모습이 '모겐아이' 눈 마사지 프로그램과 공통되어 겹치는 부분이 많이 있었다. 그만큼 '눈 운동'을 위해 중요한 부위별 마사지 방법은 같기 때문일 것이다.

'공부는 엉덩이로 하는 거야!'

한동안 유행어처럼 사용되었다. 새로운 것에 대해 수용할 자세가 안 되어 있는 아이가 오래 앉아만 있다고 해서 정말 공부를 잘할 수 있을까?

하루의 많은 시간을 책상에 앉아 공부하는 학생들이 공부 시작하기 전, 그리고 공부를 하면서 어떤 습관을 길러주어야 할지 다시 한 번 생각해봐야 할 것이다.

그것은 바로 "눈 운동'으로 공부 머리를 향상시켜야 한다."라는 것이다.

공부 시작 전 '눈 마사지와 체조'로 뇌파를 깨워주고, 공부를 마친 후에도 '눈 마사지와 체조'로 눈과 뇌의 피로를 풀어주어야 한다.

시력 관리는 집중력도 향상시킨다

"ADHD, 틱 장애, 발달 지연 등의 이유로 센터에 방문하는 아이들 대부분의 특징적인 모습을 살펴보면 일반적으로 '안구 운동성이 낮다'라는 검사 결과가 나올 때가 많아요."

오랜 세월 아동발달센터를 운영하시는 지인의 이야기다.

그래서 발달센터에서도 눈과 뇌의 밸런스를 맞춰주기 위해서 간단하게 초점 맞추기나 '시각 협응 눈 운동'을 한다고 했다. 이렇게 꾸준하게 하다 보면 주의력 산만함이 완화되면서 집중력 향상에도 큰 도움을 준다는 것이다.

"선생님, 얼마나 지났어요?"
"선생님, 지금 몇 시예요?"

'모겐아이VR' 눈 운동을 하는 친구들은 처음에는 1분도 채 앉아 있는 것을 힘들어하곤 했다.

10분 정도를 눈동자만 움직이다 보면 한참 시간이 흐른 것 같은 느낌이 든다고 한다.

그런데 정작 시간은 얼마 지나지 않았음을 확인하고는
"그것밖에 안 지났어요?"
"그래. 이 정도밖에 지나지 않았는데. 그동안 너희들이 잠시도 가만히 있지 않고 계속 무언가를 했다는 거지. 그런데 사람은 이렇게 뭔가에 집중하고 생각하는 힘을 길러야 하는 거야."라고 답해준다.

지하철 풍경을 보면 노인이나 성인이나 학생이나 할 것 없이 모두 고개 숙여 스마트폰을 보고 있다. 불과 몇 년 전까지만 하더라도 '신문을 볼 때 옆 사람을 생각해서 접어보세요.'라는 안내 글이 있었는데……. 지금은 모두 고개를 숙이고 있다. 차라리 눈을 감고 있는 사람이 어떻게 보면 더 '눈 건강'을 위해선 좋은 것 같다. 아이들이 처음에 '눈 운동'을 한다고 하면 시시하게 여기거나 무료하게 느낄 수도 있다. 왜냐하면, 기존의 놀이법이나 운동법과는 조금 다르기 때문이다. 하지만 이것에 익숙해지다 보면 무언가에 집중하고 몰입하는 시간이 점차 늘어나게 된다. 그러다 보니 당연히 집중력도 늘어나고 기억력 향상에 도움까지 된다.

'매직아이'라는 말을 한 번쯤 들어봤을 것이다. 어떤 부모님은 "어렸을 적에 진짜 많이 했어요.", "저는 아무리 봐도 잘 모르겠다가 어느 날 딱 보이는데……. 진짜 신기했어요."라고 한다. 매직아이를 보기 위해서는 두 눈의 초점을 맞춰 집중하여 한곳을 응시해야 한다. 그러다 보면 집중 시간도 늘어지고 눈의 초점 맞추는 힘도 길러진다.

시력 관리를 위해 집중할 수 있는 몇 가지 '눈 놀이'를 소개한다. 아이와 함께해보고 응용해보자.

▶ 매직아이 1- 어떤 글씨가 보이는지 아이와 함께 맞춰보세요. (정답 : 독도)

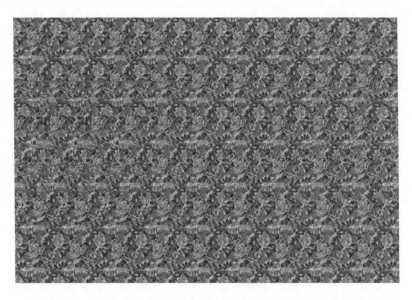

▶ 매직아이 2 - 어떤 글씨가 보이는지 아이와 함께 맞춰보세요. (정답 : 상어)

▶ 눈으로 따라 가는 미로 길 놀이

눈으로 미로 길을 빠져나오기 위해서는 초집중이 필요하다. 자칫 길(선)을 놓치게 되면 다시 시작해야 하기 때문이다.

집에서 '엄마 표' 미로를 만들어보자. 아이와 함께 색연필을 들고 구불구불 길을 만들어놓은 종이를 벽에 붙이고, 눈으로 따라가보자. 점점 더 복잡하고 재미있는 길을 다시 만들어보자고 아이가 제안할 것이다. 이렇게 놀이는 아이의 생각하는 힘을 기르며 적극적인 성향을 키워줄 수도 있고, 눈 운동에 도움을 주는 놀이가 될 수도 있다.

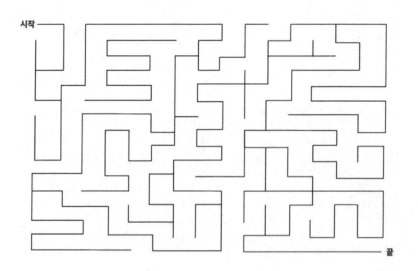

05

성장기 시력 관리는 두뇌 발달로 연결된다

평상시 부모가 놀이에 대해 어떤 관점을 가지고 있는가에 따라서 성장기 아이 발달이 '두뇌 발달'이 될지 '신체 발달'이 될지 달라질 수 있다. 또 놀이로 끝날 수도, 자녀의 발달을 체계적으로 돕는 발달 놀이가 될 수도 있는 것이다.

예를 들어 가족이 함께 차를 타고 이동하는 중에 교통 체증으로 한참을 정체해 있는 과정에서 아이의 두뇌 발달을 위해 어떤 것을 할 수 있을까?

쉽게 바로 눈에 보이는 것이 앞, 옆, 뒤에 있는 자동차들의 번호판이다. 이것을 활용해서 아이의 두뇌 발달을 위해서 '어떤 놀이를 할까?'를 생각해보면……. 그렇다, 인지 발달 관점에서는 숫자 말하기 놀이를 하면서 수 인지력을 향상할 수 있고, 수 말하기를 통해 순서수나, 수 개념 그리고 말하기 능력도 향상시킬 수 있다. 여기에 수준을 좀 더 높여 자리수 덧셈과 뺄셈 놀이를 하며 암산력도 기를 수 있으니 인지 발달에 도움되는 것은 당연한 거다.

그렇다면 이번에는 시력 관리 관점으로 이런 상황에 우연히 처해 있을 때는 앞차 번호판을 이용한 '눈 관리'를 해보자. 앞의 차 번호판을 눈으로 찰칵! 찍는다. 그리고 그 번호를 말해보게 한다. 아이가 무난하게 이야기할 것이다. 그럼 이번에는 두 대 정도의 번호판을 두 눈으로 찰칵! 찰칵! 하며 찍는다. 그리고 아이에게 말해보도록 한다. 이렇게 기억하며 눈으로 사진 찍기를 통해서 눈 주변 근육 이완운동이 되면서 암기력과 기억력 향상에 도움이 된다. 아이가 잘 기억하면 여러 대의 번호판 기억 놀이로 단계를 조절하여 암기력, 기억력 향상과 눈 운동 효과를 동시에 누려보자.

평상시 아이들이 학습 활동을 하면서, 한 번쯤 같은 그림 찾기나 숨은 그림 찾기 같은 학습지를 접했을 것이다. 아이들의 두뇌 발달을 위해서 인지력 개발에 도움을 주기 위해 했다면, 이제는 눈 운동과도 연결 지어 생각해보면 좋다. 숨은 그림 찾기를 한다는 것은 그림에 집중하며, 그림 하나하나에 초점을 맞추어 찾기 때문에 초점 운동이 된다.

같은 그림이나 다른 그림 찾기 또한 시점을 이동하면서 비교하며 찾는 것으로 눈 운동 효과와 뇌 발달까지 누릴 수 있는 것이다. 그리고 집중력 향상에도 도움을 주는 것이다. 아이들은 자기가 좋아하는 놀이나, 활동할 때 그 눈빛이 달라진다. 집중하는 놀이는 뇌를 일하게 하고 그 힘이 눈으로 표현되는 것 같다.

『천재보다 집중 잘하는 청소년이 성공한다』의 김동하 저자는 집중할 때의 뇌에 대해 이렇게 말하고 있다.

"집중해서 일을 수행하면 기존의 뇌세포의 신경망 연결이 활발해지고, 새롭게 생겨나는 신성 세포들과도 왕성한 네트워크 작업이 일어난다. 또 도파민이라는 신경전달물질이 분비되어 뇌의 기분을 좋게 하는 작용을 한다. 우리 뇌는 이러한 기분을 맛보기 위해 더욱더 집중하게 된다."

아이들에게 '집중해!'라고 말하기 전에 '집중할 수 있는 놀이'를 먼저 제공해주는 현명한 부모가 되어보자.

▶ 두뇌 발달 아이(eye) 놀이 – 1

'같은 얼굴을 찾아보세요.'

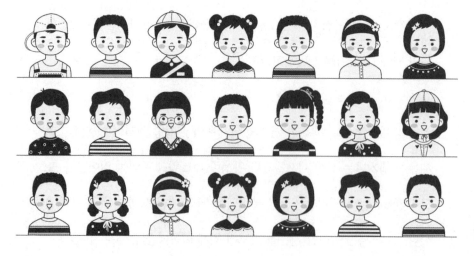

▶ 두뇌 발달 아이(eye) 놀이 – 2

'다른 모양을 찾아보세요.'

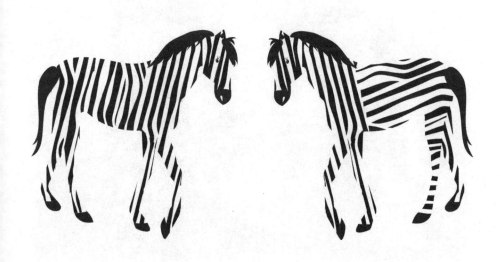

▶두뇌 발달 아이(eye) 놀이 - 3

'꼭꼭 숨어라, 머리카락 보인다.'

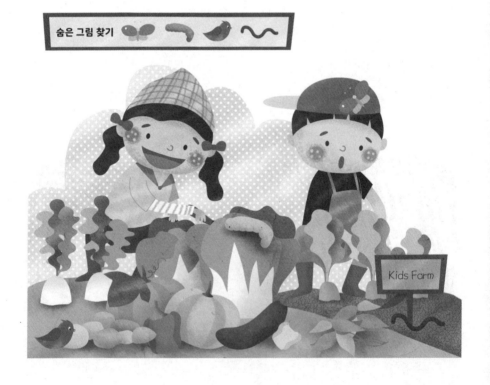

아이를 사랑한다면 아이(eye) 관리가 먼저이다

내 아이를 사랑한다면 시력 관리는 어릴 때 해줘야 한다.

어렸을 때부터 '눈 운동'을 했던 아이들은 '눈'의 소중함을 인식하며 살아간다. 아이들은 스스로 시력을 보호할 줄 아는 아이로 성장해나갈 것이다. 평상시 '눈 마사지'를 자주 하고, 깊은 호흡으로 혈액의 흐름이 원활해지면, 눈의 피로를 덜 느끼는 것은 물론이고, 뇌의 산소 부족이 해소되어 학습 의욕 저하를 막을 수 있다.

또한 '눈 운동'으로 안구를 움직이는 과정을 통해 독서할 때도 공부할 때도 글씨를 또박또박 정확하게 읽어간다. 그뿐만 아니라 칠판 글씨를 보고 쓰는 시점 이동 속도도 빨라지고 기억력과 집중력 향상에도 도움을 준다. 손끝이 야무지지 못했던 아이도 '눈 운동'으로 눈과 손의 협응력이 길러지니 섬세한 작업도 잘 수행할 수 있다. 신체 운동에서는 '눈 운동'을 통해서 동체 시력과 입체 시력, 순간 시력이 좋아지니 운동신경이 둔했던 아이도 반사 신경도 좋아지고, 거리감과 균형 감각도 좋아져 운동을 잘하고 좋아하는 활동적인 아이가 될 것이다.

환경은 아이의 성장에 대단히 중요하다는 것을 모르는 부모는 없을 것이다. 성장기 아이가 어떤 환경에서 자라느냐에 따라 그 아이의 잠재 능력이 발휘되기 때문이다. 그렇다면 그 환경은 누가 만들어주는가? 그것은 바로 우리 '부모'이다. 부모가 어떤 환경과 생각으로 내 아이를 양육하느냐에 따라 아이의 인생을 결정짓게 된다고 해도 무리는 아닐 것이다. 그래서 우리는 좋은 부모가 되기 위해 늘 노력하고 정보를 찾는 것이 아닌가.

내 아이를 사랑한다면 '눈 운동' 습관을 길러줘야 할 때가 바로 지금이라는 것을 명심하자. '눈은 마음의 창'이라는 말이 있다. 눈을 통해 그 사람의 건강과 심리적 마음의 상태 등을 확인할 수 있어서 나온 말이라 생각한다. 그만큼 '눈'은 소중하다는 의미이다.

아이들이 태어나면서 질병을 갖고 시력에 문제가 있게 태어난 것을 제외하고는 아이가 시력이 안 좋아지는 것은 대부분 후천적인 문제가 크다는 전문의들의 의견들이 있다. 그렇다면 후천적인 문제란 무엇을 의미하는 걸까? 바로 '환경과 생활 습관'이다.

요즘 우리 사회에서 아이가 눈이 나빠졌다고 하면 속상한 마음은 들지만 '어쩔 수 없네.' 하는 심정으로 안경이나 렌즈 같은 도구적인 것에 쉽게 의존을 하게 된다. '수술은 성인이 되면 시켜줘야지.' 하면서……. 너무 안타깝다. 그렇게 우리 아이의 건강을 위해서 이것저것 꼼꼼히 따지고 신경 쓰면서 유독 '눈'에 대해서는 쉽게 체념하고 인정한다는 것이. 많은 부모가 생각에 관점을 바꿔 '눈 운동'이라는 것에 관심을 두고 먼저 실천하기를 바란다.

"세 살 버릇 여든 간다."라는 우리나라 속담이 있다. 이 말은 어릴 때

몸에 밴 습성이 평생 함께하게 된다는 의미이다. 그래서 우리는 어려서부터 좋은 습관 길들이기와 바른 습관 길들이기를 고민하고 실천하는 것이 아닌가.

우리 부모가 조금만 생각을 바꾸고 주의를 기울인다면 시력은 좋아진다. 부모의 관심으로 꾸준하게 생활 환경에서 실천하면 건강한 '눈'을 평생 유지할 수 있다.

지금부터 눈 운동 습관을 길러주자. 지금 우리 아이에게 '눈 운동' 습관을 길러줄 수 있는 환경을 제공하는 부모가 되자.

스티븐 코비의 저서 『성공하는 사람들의 8번째 습관』에서 그는 "알고도 행하지 않으면, 실제로는 모르는 것이다. 배우고 실천하지 않으면, 실제로는 배운 것이 아니다. 이해하고도 적용하지 않으면, 실제로는 이해한 것이 아니다."라고 말하고 있다.

요즘은 스마트폰 생활로 인해 '눈 건강'에 대한 정보들이 과거와 비교해 많이, 쉽게 접할 수 있고 또 사람들도 미리 예방하는 차원에서 눈 관리를 해줘야 하는 이유에 대해서도 알고 있다.

우리가 꾸준한 근력 운동과 유산소 운동을 하고 식단을 조절하면 건강하게 지낼 수 있다는 것은 누구나 다 잘 알고 있다. 그러나 알고 있는 사실을 그대로 행동으로 옮겨 원하는 결과를 이루어내지 못할 때가 많다.

눈 운동도 마찬가지이다. 아이를 위해 눈에 좀 더 신경을 쓰고 관리해 줘야 한다는 것을 알고 있으면서 이것이 실행으로 잘 안 되는 것이다.

하지만 사랑하는 내 아이를 위해서라면 건강할 때, 좋은 시력을 갖고 있을 때 미리미리 관리하고 예방해야 한다. 거듭 강조하는 말이지만, '엄마, 눈이 불편해'라고 아이가 말하는 순간은 이미 내 아이의 시력은 상당히 나빠져 있다는 사실을 잊지 말아야 한다.

아이 시력은 부모의 관심과 사랑이다. 평생을 사용하는 '눈', '눈 운동' 습관을 어렸을 때부터 들이도록 해주는 것은 사랑하는 내 아이에게 그 어떤 가르침보다도 평생 귀한 부모의 '교훈'이 될 것이다.

성장기에 있는 모든 아이가 눈 건강을 위해서 '눈 운동' 생활이 습관이 되도록 꾸준하게 '눈 운동'을 실천하자.

참고문헌

『1.5시력 만들기』, 김동섭, 윤강자, 한언.

『굿바이 안경』, 마츠자키 이사오, 오경화, 코리아 하우스.

『하루 10분 어린이 눈 운동법』, 나카가와 가즈히로, 홍성민, 티즈맵.

『스스로 시력 회복법』, 혼배 가즈히로, 황미숙, 북스토리.

『7일만에 눈이 '확' 좋아진다』, 시미즈 마코토, 신정현, 싸이프레스.

『습관만 잡아도 시력이 좋아진다』, 이혁재, 경향신문.

『내 안경이 왜이래』, 최병무, 라온북.

『기적의 시력 치유』, 로버트-마이클 카플란, 박창은, 중앙생활사.

『보기만 해도 눈이 좋아진다』, 히비노 사와코, 김현영, 시간과 공간사.

『당신의 눈도 1.2가 될 수 있다』, 해럴드M.페퍼드, 최홍규, 평단.

『시력1.0 만들기 프로젝트』, 김동섭, 윤강자, 한언.

『하루 6분 시력 회복법』, 가미에 야스히로, 정난진, 국일미디어.

『우리 가족 꼭 알아야 할 눈 건강 완전정복』, 김병진, 이동훈, 중앙생활사.

『하루 5분 좋은 눈 트레이닝』, 마츠시마 마사미, 장지연, 니들북.

『하루 1분 눈 마사지』, 콘노 세이시, 김수연, 국일미디어.

『눈이 젊어지는 기적의 눈 건강법』, 주천기, 비타북스.

『눈 2주의 기적』, 김정희, 삼호미디어.

『눈은 1분 만에 좋아진다』, 콘노 세이시, 은영미, 나라원.

『기적의 눈 건강법』, 김영삼, 라온북.

『신기한 시력운동』, 신완균, 제제의 숲.

『시력회복 트레이닝』, 오구리 아키히로, 정다워, 크라운출판사.

『3분만 바라보면 눈이 좋아진다』, 히라마쓰 루이, 김소영, 쌤앤파커스.

『매일 10초 눈 운동』, 히비노 사와코, 박현아, 더 디퍼런스.

『우리아이 올바른 지식으로 좋은 눈을 만듭시다』,
아마키사치, 박선무, 고선윤, 중앙생활사.

『천재보다 집중 잘하는 청소년이 성공한다』, 김동하, 평단.

『그림책 명상의 힘』, 권경임, 서사원.

『마음챙김 놀이』, 수잔 카이저 그린랜드, 이재석, 불광출판사.

『집중력을 높이는 유아놀이』, 최정금, 경향미디어.

『물구나무 서기』, 리사 스틱클리, 유 아가다, 책놀이쥬.

『성공하는 사람들의 8번째 습관』, 스티븐 코비, 아름다운사회.

"온라인 수업으로 어린이 근시 증가해 '드림렌즈' 수요 늘어", 〈뉴스포스트〉, 2020.10.08.

"안경을 벗고, 보고 싶다.", 〈시사위크〉, 2021.03.06.

"세계 최악 한국인의 눈 건강", 〈주간조선〉, 2019.10.28.

"자주 눈 비비고 책 볼 때 찡그리는 이유", 〈헬스조선〉, 2017.04.04.

"호흡만 잘해도 건강해진다", 〈헬스조선〉, 2018.05.11.

「율동적 시력강화운동이 초등학교 저학년생의 시력, 굴절이상, 눈의 피로감에 미치는 효과」,
백혜원, 계명대학교 교육대학원, 간호교육전공, 2002.

「시감각을 이용한 시기능훈련 효과에 대한 연구」,
이승욱, 대구가톨릭대학교 대학원 박사과정, 안경광학과, 2019.